偏方三书

灸疗偏方

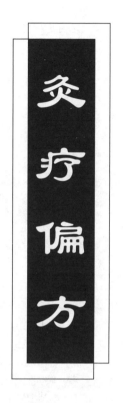

■ 主编

赵　琼　　田思胜　　卢祥之

陕西科学技术出版社
Shaanxi Science and Technology Press

陕西新华出版

图书在版编目（CIP）数据

灸疗偏方 / 赵琼, 卢祥之, 田思胜主编. — 2版
—西安：陕西科学技术出版社, 2014.9（2024.2重印）
（偏方三书）
ISBN 978-7-5369-6131-9

Ⅰ.①灸… Ⅱ.①赵… ②卢… ③田… Ⅲ.①针灸疗法
Ⅳ.①R245

中国国家版本馆CIP数据核字（2014）第136838号

出 版 者	陕西科学技术出版社
	西安市曲江新区登高路 1388 号陕西新华出版传媒产业大厦 B 座
	电话（029）81205187　传真（029）81205155　邮编710061
	http://www.snstp.com
发 行 者	陕西科学技术出版社
	电话（029）81205180　81206809
印　　刷	西安市久盛印务有限责任公司
规　　格	850mm×1168mm　32 开本
印　　张	7.875
字　　数	196 千字
版　　次	2014 年 9 月第 2 版
	2024 年 2 月第 2 次印刷
书　　号	ISBN 978-7-5369-6131-9
定　　价	28.00 元

主　　编　赵　琼　田思胜　卢祥之

编写人员（按姓氏笔画为序）

尹桂平　王军强　迟永利

赵　琼　高　萍　谭　红

写在前面

中医药学是中国传统文化的重要组成部分,几千年来,它为中华民族的繁荣昌盛作出了重要贡献。它所倡导的传统养生保健、疾病诊疗方法,以价格低廉、简便易行,深受广大人民群众的欢迎。近十几年来,在世界范围内亦掀起了一股"自然疗法"的热潮,因此,挖掘整理中医药学传统精华,编写适合人民群众、世界各地华人家庭适用的健康丛书,会具有很好的社会效益。

中国民间历来相信"偏方"。俗谚"偏方治大病",这种认识在东南亚、港台地区,抑或旅法、旅美的华人圈中,都有许许多多的认同者。

纵观近三十年来偏方、验方类丛书,大都有一条基本的规律,那就是采用分类、分病的方法,或薄或厚,多偏重于小方、简药;多偏重治疗和以类统方,很少有辨证与方药有机结合,更罕见以法统方,示人以方法,并且将历来治疗方法怎样使用,怎样与临床实践结合,怎样与患者自身适用、自己选择结合角度写的书。

根据偏方丛书有普遍读者群的特点,又根据以往的偏方丛书都是以病统方(某某病治病偏方)的特点,我和中国中医研究院、山东中医药大学、北京中医药大学等单位从事医史文献与临床教学研究的一些同仁、学长们,在 2003 年 5 月以后,开始组织、构思、着手实施编撰本套丛书,采取的方法和循走的路径,是以法统方,目的是有别于以往,更适合采取某种治疗方法读者的需要,同时,也是和以往偏方类图书有所区别,别开另条"偏方"道路,保持自身的一些特色。

虽然我们做了许多努力,也有一番尝试和探索,但限于水平,

1

肯定有这样或那样的不足,这些不妥不当的地方,还希望有识者能予多多指教,以期在将来再版时不断完善,更适合广大的读者需要。

卢祥之　田思胜
2005.8　于中国科学院

目　录

2

艾灸的神奇疗效

（一）灸法概述

小林妻子怀孕了,可怀孕7个月时,发现胎位不正,如不及时纠正,易导致难产,这可急坏了小两口,忙请医生诊治。医生拿了一支艾条,点燃后在孕妇的足小趾上灸了10分钟,并叫小林回家照此施治,早晚各1次,3天后来复查。小林将信将疑地试灸了3天,果然胎位纠正了,后足月分娩了4千克重的大胖儿子。这种简便易行,且具特效的方法,就是我国传统的艾灸保健方法。

灸法是针灸的重要组成部分。灸法,是利用某种易燃材料和某种药物,在穴位上或患处烧灼、熏熨、贴敷,借其温热性或化学性的刺激,通过经络穴位的作用,调整人体生理功能的平衡,而达到治疗和保健目的的一种外治方法。

灸法起源于原始社会。早在《素问·异法方宜论》就有记载:"北方者,天地所闭藏之域也,其地高陵居,风寒冰冽,其民乐野处而乳食,藏寒生满病,其治宜灸焫。故灸焫者,亦从北方来。"说明灸法的应用,同寒冷的生活环境有着密切的关系。灸法的发现应该在人类知道利用火以后,原始社会的人们在围火取暖中,发现它能消除身体的某些病痛,或者在利用火的过程中,偶然不慎被火灼伤了某处,却反而减轻了某种疾病的症状。在这个基础上,于是逐步发展为灸法。

灸法最早见于文字记载的是《左传》,它详细记载了公元前581年医缓给晋景公诊病时讲的一段话,医缓说:"疾不可为也,在肓之上,膏之下,攻之不可,达之不及,药不治焉。"这里所讲的

"攻"，即指当时的灸法，"达"即为当时的针砭。而"灸"这个字在现存文献中最早提及的是《庄子·盗跖篇》："丘所为无病而自灸也。"从这些记载中可以证明，早在春秋战国时期，灸法是颇为盛行的。

1973年，在长沙马王堆三号汉墓（墓葬于公元前168年）出土的帛书中，有两种传本的古代经脉的著作，一种为《足臂十脉灸经》，另一种为《阴阳十一脉灸经》，这两种战国时期的帛书《经脉》篇，是目前记载灸法最早的文献。医学巨著《黄帝内经》中记载灸法的就更多了。

随着针灸学的发展，出现了许多灸法专著，远在3世纪就有了灸法专书《曹氏灸法》，4世纪的名医葛洪的妻子鲍姑，擅长灸法，以治赘瘤与赘疣而闻名。7世纪以后，灸法更为盛行，不仅有了专业的灸师，而且有了较为系统的灸法著作，如唐代的《骨蒸病灸方》，宋代的《外科灸法论粹新书》，《膏肓腧穴灸法》及《备急灸法》，清代的《神灸经论》等。至于历代针灸著作中，如晋代皇甫谧著《针灸甲乙经》，唐代孙思邈《千金要方》，宋代王执中的《针灸资生经》，明代杨继洲《针灸大成》，清代吴谦等著《医宗金鉴》，对灸法阐述尤详，尤其是唐代王焘的《外台秘要》，弃针而言灸，可见当时对灸法的重视程度和流传应用之广。

灸法之所以能够在几千年间一直在人民群众中流传，且普及一百多个国家和地区，除了本法取材方便、操作简单、经济安全、易学易用而深受群众和国际友人喜爱外，主要取决于该法作用广泛、疗效确凿，且无任何的毒、副作用。灸法属于中医外治法之一。中医认为人体是一个完整的有机整体，经络沟通了脏腑与体表，将人体脏腑组织器官联系起来，并运行气血，调和阴阳，使人体各部的功能保持协调和相对平衡。灸法就是在中医阴阳五行、脏腑经络理论的指导下，运用辨证施治的原则，将艾绒或某些药物放置在体表穴位上烧灼、温熨，将艾火的温和热力和药物的作用，通过经络的传导，发挥温经散寒、活血通络、回阳固脱、消瘀散结等功能,达到防治疾病的目的。

灸法除了治病作用以外,还具有防病保健作用。唐代孙思邈在《千金方》中说:"宦游吴蜀,体上须三两处灸之,勿另疮暂瘥,则瘴疬瘟疟之气不能着人。"他经常自灸,加上其他的保健措施,结果活了一百零一岁。可见艾灸可以提高人体的抗病能力,增强体质,延年益寿。由于艾灸可以辟秽驱邪,故民间将艾蒿视为神草,端午节前后将其悬挂于门上,或点燃烟熏,以此驱病逐邪,确保平安。现代研究证明,艾灸确有增强机体免疫功能,杀菌洁净空气的功能。

灸法还具有美容作用。早在我国晋代,历史上第一位擅长灸治,以灸治赘瘤而得名的著名女灸法家鲍姑就认为,"灸法不独愈病,且获美艳"。近年来灸法运用于美容日渐扩大,由局部施灸为主治疗斑秃、面瘫、面肌痉挛、痤疮、雀斑等病的局部美容灸,发展到治疗肥胖、美发、润肤、容颜等整体美容灸,在诸多美容灸中占有一席之地,并将越来越引起人们的重视。其主要机理是通过艾灸的温热性刺激和药理作用,使施灸部出现明显的充血,加强营养,旺盛新陈代谢,同时可以抑菌、杀菌,使组织恢复青春。

总之,灸法是简便有效、无药害的自然疗法。由于它具有治病、保健、美容的三大作用,因而得到人民群众的青睐,现已逐渐普及到家庭,成为家庭保健常用方法,并将对人类的医疗保健事业做出应有的贡献。

(二)灸法的分类

灸法古称灸焫,是一种以灸火为主的温热性刺激,通过经络穴位而达到防治疾病方法。灸法应用非常广泛,种类较多。根据其所用灸材的不同,大体分为三大类,即艾灸法、非艾灸法以及天灸。

1. 艾灸法

艾灸是一种用艾叶制成的艾绒作为施灸材料用于灸治的一种方法。

艾属多年生草本植物,形如菊叶,表面深绿色,背面灰色有茸毛,遍地皆生,五月采集,叶可入药。以湖北蕲州者为佳,叶厚绒多,功力最大,称为"蕲艾"。艾的性味功能,《名医别录》中说:"艾叶,味苦,微温,无毒,主灸百病。"《本草从新卷三·艾》载:"艾叶苦辛,生温熟热,纯阳之性,能回垂绝之阳,通十二经,走三阴,理气血,逐寒湿,暖子宫,止诸血,温中开郁,调经安胎……以之艾火,能透诸经而除百病。"《神灸经论》上亦说:"夫灸取于人,火性热而速,体柔而用刚,能消阴翳,走而不守,善入脏腑。取艾之辛香作炷,能通十二经,入三阴,理气血,以治百病,效入反掌。"艾叶性温,能振元阳,用以烧灸,则热气内注,温通气血,调整机体功能。又因其气味辛苦,辛能通经理气,苦可燥湿逐邪,加之艾火温和,穿透力强,感觉舒快,是灸法的最佳施灸材料。因其取材方便,操作简单,易燃力缓,药热并举,是他物所不能代替的。

1)艾炷灸

用艾绒制成的圆锥形小炷称为艾炷(图1)。艾炷一般分为大、中、小三种。大者高1厘米,炷底直径0.8厘米,重约0.1克;中者为大炷之半,如枣核大;小者如麦粒。其制作方法有两种。

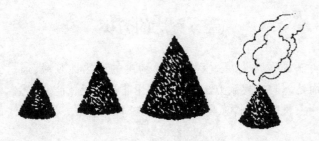

图1　小、中、大艾炷

手工制作:把适量的艾绒放在桌面上,用拇、食、中三指反复旋转,把艾绒捏紧即成规格大、中、小不同的艾炷(图2)。

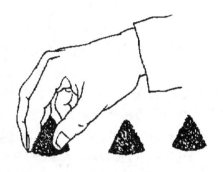

图 2

艾灸时,用火柴或燃着的线香点燃艾顶部即可。艾炷燃烧1个,称为1壮。施灸的壮数,艾炷的大小,以疾病的性质、病情的轻重、体质强弱、年龄的大小、治疗的部位,以及是否化脓而定。大凡久病、体质虚弱者艾炷宜小,壮数宜少;初病、体质强壮的艾炷宜大,壮数宜多;肌肉浅薄的头、面、颈、四肢末端宜小壮少灸;肌肉深厚的腰、背、腹、股、肩宜大壮多灸。

艾炷灸的操作方法,分直接灸和间接灸两种。

(1)直接灸:又称着肤灸。把艾炷直接放在皮肤上施灸的一种方法(图3)。施灸前在皮肤上涂一点蒜汁或凡士林或清水或

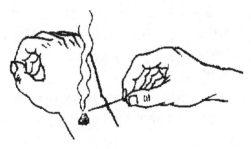

图 3　艾炷直接灸

酒精,以防止艾炷倾倒。直接灸根据其对皮肤的刺激程度的不同分为无瘢痕灸、发泡灸、瘢痕灸三种。

无瘢痕灸:用中、小艾炷施灸,当艾炷燃烧到 1/3 ~ 1/2 时,病人稍感灼痛时,立即更换艾炷再灸,不可将皮肤烧伤,对昏迷、小儿及感觉麻痹者尤应小心。本法适用于慢性虚寒性疾病。

发泡灸:用小艾炷施灸,待艾火到皮肤,病人感到皮肤稍微烧灼痛时,立即将艾火压灭,也可再继续灸 3 ~ 5 秒钟,此时施灸处皮肤出现一块比艾炷略大的红晕,且有汗出,隔 1 ~ 2 小时就会发泡,不需挑破任其自然吸收,如水泡较大,可用消过毒的毫针点刺数孔,放出液体,局部涂些紫药水即可。一般短期内留有色素沉着,不遗瘢痕。此法适用于哮喘、瘰疬、皮肤疣、眩晕、肺结核等。

瘢痕灸:又称化脓灸。摆正体位,选好穴位,在穴涂敷蒜汁,立即将小艾炷粘上,用线香点燃施灸,直至艾炷全部烧尽,艾火自熄,除去艾灰。根据病情所需壮数,重新点燃艾炷。每灸完 1 壮,即涂蒜汁 1 次。在施灸过程中,如感到灼痛,可在穴位四周用手轻轻按摩,拍打,缓解疼痛(图4)。灸治完毕,局部往往被烧破,甚至成黑色,可用一般药膏贴于创面,1 周左右即可化脓。如不化脓,可吃些羊肉、鱼、虾等物促使化脓。化脓时每天换药膏 1 次,大约 4 ~ 5 周疮口结痂,脱落而形瘢痕。施灸时谨防晕灸,若有继发感染,则应积极治疗。对身体衰弱、糖尿病、皮肤病、面部、关节部穴位不宜用此法。

本法一般每穴位灸 3 ~ 5 壮,对小儿及体弱者灸 1 ~ 3 壮,主要适用于哮喘、肺痨、癫痫、溃疡病和发育障碍等。对高血压、预防中风及防病健身有较好的效果。

(2)间接灸:又称隔物灸。是在艾炷与皮肤之间隔垫上某种药物而施灸的一种方法,具有艾灸与药物的双重作用,加之本法火力温和,患者易于接受,而广泛用于内、外、妇、儿、五官科临床疾病的治疗(图5)。

6

隔物灸根据其衬隔物的不同,可分为多种灸法。

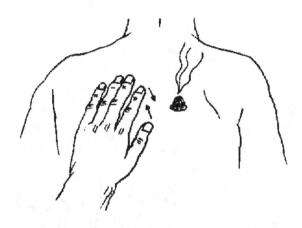

图 4　拍打缓解法

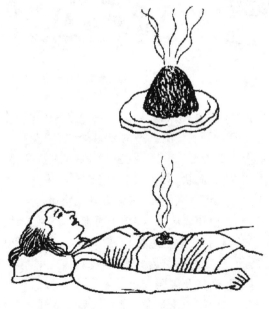

图 5　艾炷间接灸

隔姜灸：取新鲜生姜一块，切成约 3～4 毫米的姜片（姜片大小根据施灸部位及所用艾炷的大小而定），用细针于中间穿刺数孔，放在施灸的穴位上，上置 1 个或数个炷点燃施灸（图 6、图 7）。如初灸 1～2 壮，局部有热痛感时，可将姜片连同艾炷烧完。一般每次每穴施灸 3～5 壮，至局部皮肤潮红湿润为度。

本法适用于因寒所致的呕吐、腹痛、泄泻、胃痛、痛痹、痛经、面瘫等病症。

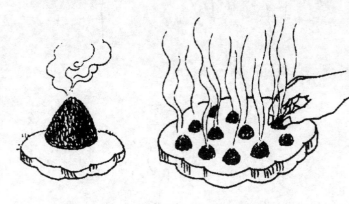

图 6　单炷隔姜灸　　　　　　图 7　多炷隔姜灸

隔蒜灸：取新鲜独头大蒜，切成厚约 0.2～0.4 厘米的蒜片，用细针于中间穿刺数孔，放于穴位或患处，上置艾炷点燃施灸。艾炷如黄豆大。每灸 4～5 壮更换蒜片，每穴 1 次灸足 7 壮。也可取适量大蒜，捣如泥状，敷于穴上或患处，上置艾炷点燃灸之。本法适用于痈、疽、疮、疖、蛇咬、蝎螫等外伤疾患。

隔葱灸：把葱白切成厚 0.3～0.4 厘米葱片，或把葱白捣如泥状，敷于脐中及四周，或敷于患处，不要太厚，上置大艾炷施灸，一般灸治 5～7 壮，自觉内部温热舒适，不觉灼痛为度。本法适用于虚脱、腹痛、尿闭、疝气及乳腺炎等。

隔胡椒灸：取白胡椒末适量，加面粉和水制成一分厚钱币状圆饼,使中央呈凹陷,内置适量药末(丁香、肉桂、麝香等),将凹陷填平,上置艾炷灸之。每次用艾炷 5～7 壮,以觉温热舒适为度。

本法适用于胃寒呕吐、腹痛泄泻、风寒湿痹及局部麻木不仁等病。

隔韭菜灸:取韭菜连根适量洗净,捣烂如泥状,制成币状圆饼,置疮面上艾炷点燃灸之,一般每次灸 5～7 壮,以局部觉温热舒适为度。

本法适用于疮疡等症。

隔盐灸:取干燥纯净的食盐适量研细或炒温,填平脐孔,上置艾炷灸之(图5、图8)。如患者稍感灼痛,即更换艾炷。也可于盐上放置姜片而施灸,以免食盐受火暴起而致烫伤。如病人脐部凸出,可用湿面条围脐如井口,再填盐于其中灸之。临床一般施灸 5～9 壮,适用于急性腹痛、吐泻、痢疾、疝痛等。本法还有回阳、救逆、固脱之功,可用于肢冷脉伏之虚脱之证,但必须大艾炷连续施灸,不计壮数,直至汗出脉起、体温回升、症状改善为度。

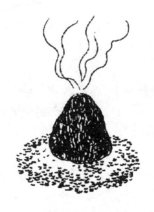

图 8　隔盐灸

隔附子灸:取熟附子用水浸透后,切片厚 0.3～0.5 厘米,中间用针穿刺数孔,放于穴位或患处,上置艾炷点燃灸之。也可将附子切细研末,以黄酒调和做饼如五分硬币大,厚约0.4厘米,中间扎孔,放于穴位上置艾炷灸之。

本法适宜治疗各种阳虚病症,如阳痿、早泄、遗精以及疮疡久溃不敛或一些阴虚性病症。

隔黄土灸:以黄色黏土作成泥饼,中间扎数孔,贴于患处,上置艾炷灸之。

本法对湿疹、白癣及其他因湿毒而致的皮肤病有效。

隔甘遂灸:取甘遂末适量,加入面粉用水调成膏状,敷于脐中,上置艾炷灸之。

本法适用于小便不通等症。

隔皂角灸:取皂角切成片状,放患处上置艾炷施灸。

本法适于蜂螫、蚊叮、虫咬等。

隔陈皮灸:取橘皮晒干研末,用姜汁调如膏状,敷于中脘、神阙穴,上置艾炷灸之。本法适用于胃脘胀满、饮食不振、呕吐、呃逆等症。

隔蓖麻仁灸:取蓖麻仁适量,去壳,然后将蓖麻仁捣烂如泥膏状,制成饼如二分硬币大,厚约0.3厘米,贴敷于穴位上,上置艾炷灸之。如灸百会穴治疗脱肛、胃下垂;灸印堂、下关、颊车、阳白治疗面瘫。

隔鸡子灸:取鸡蛋一个,煮熟,对半切开,取半个(去蛋黄)盖于患处,于蛋壳上置艾炷灸之,以局部感觉热痒为度。本法适用于发背、痈疽初起诸证。

2)艾条灸

艾条灸,又称艾卷灸。是用纸包裹艾绒卷成圆筒形的艾卷,一端燃烧,在穴位或患处施灸的一种治疗方法。艾条分清艾条和药艾条两种。清艾条用薄绵纸(长28厘米,宽6厘米)像卷烟卷一样将艾绒卷成直径1.5厘米,长20厘米的艾卷(图9)。卷的松紧要适中,太紧不宜燃烧,太松易掉火星,一般每支重量约10

克,可燃烧约 1 小时左右。药艾条用肉桂、干姜、丁香、木香、独活、细辛、白芷、雄黄、苍术、乳香、没药、川椒等药,等分研末,每支艾条取 6 克药末掺入艾绒中,用三层厚棉纸卷制成药条,胶水封口,两头的纸拧个结即成。

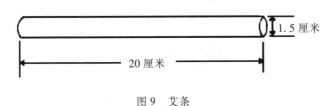

1.5 厘米

20 厘米

图 9　艾条

艾条灸法可分为悬起灸与实按灸。

(1)悬起灸:是将点燃的艾条悬于施灸部位之上的一种灸法。其中有悬于施灸部位之上的,固定不移,直至皮肤稍有红晕的温和灸(图 10);有艾火距施灸部约 3 厘米,回旋或左右往返移动,使皮肤有温热感而不至于灼痛的回旋灸(图 11);有点燃的艾在施灸部位上下移动,呈麻雀啄米似的雀啄灸(图 12)。此法能温通经脉、散寒祛邪,适用于病位较浅、病灶局限的风寒湿痹及神经麻痹、小儿疾患等等。

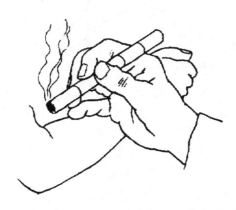

图 10　温和灸

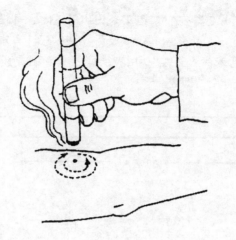

图 11　回旋灸

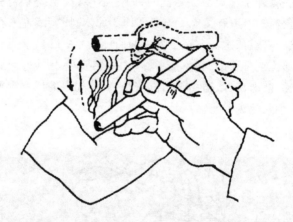

图 12　雀啄灸

　　（2）实按灸：是用药艾条点燃后，垫上纸或布，趁热按到穴位或患处，使热气透达深部的一种施灸方法。即在施灸部铺上 10 层绵纸或 5~7 层棉布，再将点燃的药艾条隔着纸或布，紧按其上，稍留 1~2 秒钟即可。若艾火熄灭，应重新点燃后再灸，如此反复施灸 10 次左右。也可将点燃的一端,用 7 层棉布包裹,紧按在穴位或患处,余同前操作。本法适用于病位较深的风寒湿痹、痿证及寒证(图 13)。

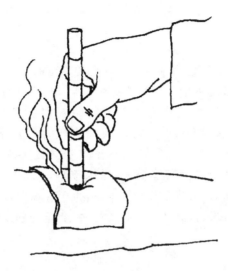

图 13　实按灸

3)灸器灸

是利用专门制作的施灸器具进行施灸的一种方法。家庭常用的有艾条器灸和温盒灸。

(1)艾条器灸:是一种特制的筒状硬塑灸具(图 14),内装点燃后的艾条,并可通过橡皮筋与灸具上的固定钩将灸具固定于施灸部位,还可通过灸具上的螺旋调节及时调节施灸高度,一般灸 10~20 分钟,以局部皮肤出现红晕,病人感到舒适为度。凡适用

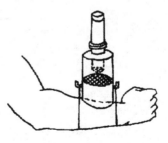

图 14　艾条灸具

于艾条悬起灸者均可用此法施灸,尤其适用于老年保健。

(2)温盒灸:是一种用特制的盒形木制灸具,内装艾绒或艾条,点燃后固定在一个部位施灸的方法。灸盒按其规格分大、中、小三种(大号:长 20 厘米,宽 14 厘米,高 8 厘米;中号:长 15 厘米,宽 10 厘米,高 8 厘米;小号:长 11 厘米,宽 9 厘米,高 8 厘米)。温灸盒制作:取规格不同的木板(厚约 0.5 厘米)制成长方形木盒,下面不安底,上面制作一个随时取下的盖(与盒的外径大小相同),并在盒内中下部安置金属窗纱(40 或 60 目)一块,距底边约 4 厘米(图 15)。施灸时,把温灸器安放在所选部位的中央,将艾绒平铺于窗纱上,点燃施灸,或将点燃的艾条,置于窗纱上,对准穴位施灸。每次灸约 15 ~ 30 分钟,艾绒或艾条燃完,可加艾绒或艾条继续施灸,直至达到所需的施灸时间。在施灸过程中如局部自觉灼烫时,可将温灸盒稍上移,也可在盒与皮肤之间垫上棉布或纸片数层,待温度下降时再移去,灸至局部皮肤出现红晕而不烫伤为度。

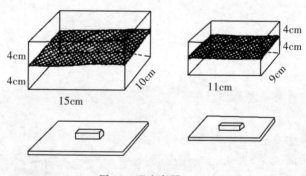

图 15　温盒灸器

4)艾熏灸

将艾叶(或艾绒)适量放入容器内煎煮,然后盛于盆中,蒸汽熏灸之(图 16)。适用于治疗风寒湿痹。

14

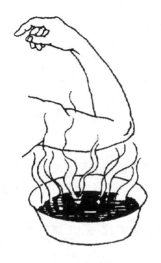

图 16　艾熏灸

5）日光灸

将艾绒铺在穴位上或患处,在日光下暴晒(周围用物遮盖好,夏季要防止中暑),借助聚光聚焦而施灸,以局部有温感为度。每次约 10 ~ 20 分钟。适用于风寒湿痹及慢性虚弱性疾病。

2．非艾灸法

是用艾绒以外的物品作为施灸材料(如灯芯草、香烟、线香、火柴、电吹风、电熨斗、电热毯、黄蜡等)来灸治的方法。因其采用非艾的施灸材料,故称为非艾灸法。

灯火灸　又名灯草灸、油捻灸。是用灯芯草蘸油(香油、麻油、苏子油均可)点燃后快速按在穴位上进行淬烫的方法。根据疾病选定穴位后,用有色铅笔作一记号,取 3 ~ 4 厘米长的灯芯草,一端浸入油中约 1 厘米,点火前用软绵纸吸去灯芯草上的浮油,用右手拇、食指捏住灯芯草上 1/3 处,将燃火一端慢慢向穴位移动,待火焰稍变大时,立即垂直接触穴位标志点,随即发出"啪啪"清脆的爆淬声,火亦随之熄灭(图17)。灼灸次数因病而异,一般2~4次。灸后保持局部清洁,预防感染。临床上根据其灸点的不同有梅花灯火灸、七星灯火灸、莲花灯火灸、环周形灯火灸等(图17~20)。本法适用于小儿惊厥、小儿营养不良、流行性腮腺炎、胃痛、呕吐、呃逆、疗疮疖肿等病证。

烟草灸　用香烟代替艾条施灸的一种方法。常用于小儿及老年保健灸,操作方法参见艾条灸。

线香灸　是用线香点燃后,快速按在穴位上进行淬烫的方法。操作方法参见灯火灸。本法适用于治疗陈旧性面瘫、肢体麻木、哮喘、毛囊炎等。

火柴灸　是将火柴擦燃后,快速按在穴位上进行淬烫的方法。具体操作参见灯火灸。主治同灯火灸。

电热灸　利用家用电器(如电吹风、电熨斗、电热毯等)作为热源进行施灸的方法。

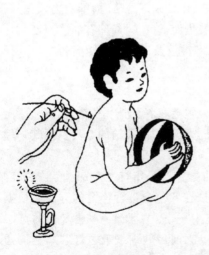

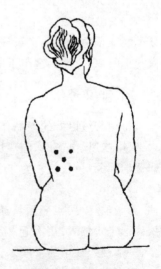

图17　灯火灸　　　　　图18　梅花灯火灸

16

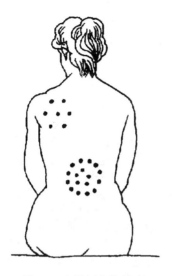
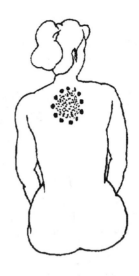

图 19　七星灯火灸(上)　　　　　图 20　环周形灯灸
　　　　莲花灯火灸(下)

　　(1)电吹风灸:电吹风通电后,在穴位或病灶处吹灸,根据局部的温热程度及时调节强弱档或距离,一般一个部位吹灸3～5分钟,以局部出现红晕而不烫伤为度。本法常用于因寒引起的关节痛、肩周炎、伤风感冒咳嗽等(图21)。

　　(2)电熨斗灸:将艾绒平铺于穴位或患处,再在上面盖几层布,用通电后的熨斗在上面熨之,温度不可太热,以局部感觉温热舒适为佳,每处熨3～5分钟,以局部皮肤潮红为度。本法具有艾与热的双重作用,适用于病变部位较大的关节疼痛、皮肤麻木、肌肉萎缩、肢体瘫痪、虚寒腹痛、泄泻等病证。

　　黄蜡灸　是将黄蜡烤热熔化用以施灸的方法。将面粉调和,用湿面团沿着疮疡肿根围成一圈,高出皮肤3厘米左右,圈外围布数层,防止烘肤,圈内放入上等蜡片约1厘米厚,以铜勺或铁勺盛炭火在蜡上烘烤(图22),将黄蜡熔化,皮肤有热痛感即可。若疮疡肿毒较深,可随灸随添黄蜡,以添到圈满为度。若灸使蜡液沸动,施灸处先有痒感,随后痛不可忍,应立即停止治疗。灸完洒冷水少许于蜡上,冷却后揭去围布、面团及黄蜡。适用于风寒湿痹、无名肿毒、痈疽、臁疮等。

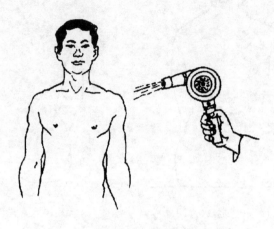

图21 电吹风灸

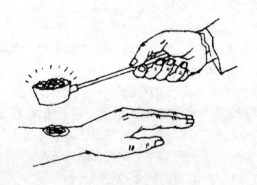

图22 黄蜡灸

3. 天灸

又称自灸。是将对皮肤有刺激性的药物敷贴于穴位或患处,使其局部皮肤自然充血、发泡,以达到治疗效果的方法。因其发泡如火燎,故名曰天灸。近代也称发泡疗法。本法通过具有辛热性、刺激性的药物刺激穴位,使之发泡,持续不断地对穴位、经络进行有效的刺激,进而调整内在的脏腑功能,达到祛病延年的目的。现代医学研究也证实,药物刺激皮肤,使局部发赤、灼辣、发泡起到一种微面积的化学性、烧灼性刺激作用。这种作用首先作用于皮肤的神经感受器上,通过复杂的神经反射机理,激发机体的调节机制(神经、体液等调节机制),提高机体的免疫机能,从而起到防治疾病的作用。家庭常用的天灸如下。

蒜泥灸 将大蒜(以紫皮蒜为优)捣烂如泥状,取 3～5 克外敷穴位或患处(图 23),敷灸时间为 1～3 小时,以局部皮肤发痒变红,或起泡为度。该法主治咯血、衄血、痈疽、瘰疬、牙痛、咽喉肿痛、白癜风、疟疾、顽癣等。皮肤过敏者慎用。

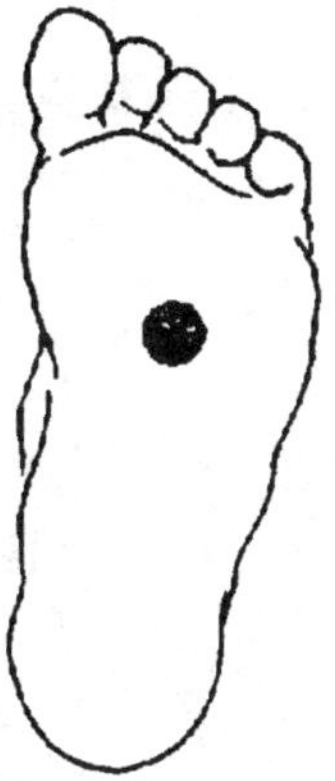

图 23 蒜泥灸

生姜灸 取鲜生姜适量,捣烂如泥状,外敷于穴位或患处,用油纸或纱布覆盖,胶布固定。本法主治噎嗝、反胃、白癜风、胃寒呕吐、冻疮等。

葱白灸 取葱白适量,洗净后捣如泥膏状,敷于穴位或患处,该法可治疗急性乳腺炎、小儿营养不良、小便不通、腹水、喉痛、呕吐、疥疮、牛皮癣等。

辣椒灸 取鲜辣椒适量,捣烂如泥状,外敷穴位或患处。敷灸 1～2 小时,以局部皮肤发赤起泡为度。此法主治风湿性关节炎、跌打肿痛、疟疾、急性结膜斑、角膜斑、癣疥等。本法对皮肤刺激性大,故皮肤过敏及溃疡者忌用。

胡椒灸 取白胡椒适量,研为细末,外敷于穴位上,胶布固定,以局部皮肤引赤、发泡为度。该法主治疟疾、反胃、呕吐、牙痛、痈疽等。

小茴香灸 取小茴香 100 克,干姜末 50 克,醋糟 500 克,炒热装入布袋中,敷于穴位或患处施灸,每次 5 ~ 10 分钟。适用于治疗脘腹寒痛、寒痹等症。

食盐灸　取食盐适量,研细炒热,待稍温时纳入脐中,使于脐平。再将麦麸适量加醋炒热,装入布袋中,置于盐上敷灸。适用于休克的抢救、胃寒呕吐、腹痛泄泻等。

白芥子灸　白芥子研末,醋调为糊膏状,每次用 5 ~ 10 克贴敷于穴位上,油纸覆盖,橡皮膏固定(图 24);或将白芥子细末 1克,放置 3 厘米直径的圆形胶布中央,直接贴敷在穴位上,敷灸时间为 2 ~ 4 小时,以局部充血潮红,或皮肤起泡为度。该法主治风寒痹痛、肺结核、哮喘、面瘫等。

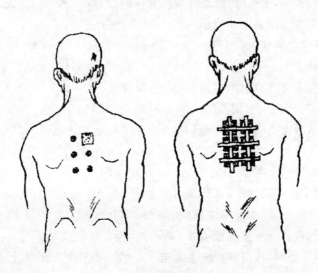

图 24　白芥子灸

斑蝥灸　取斑蝥适量研为细末,使用时先取胶布一块,中间剪一小孔,如黄豆大小,贴在施灸穴位上,以暴露穴位并保护周围皮肤。将斑蝥粉少许放置于孔中,上面再贴胶布固定,以局部发痒变红起泡时,去除胶布与药末;也可用适量斑蝥末,以甘油调和外敷;或将斑蝥浸于醋中或95%酒精中,10天后擦抹患处。该法可用于治疗牛皮癣、神经性皮炎、关节疼痛、黄疸、胃痛等。本品对皮肤有强烈的刺激作用,故孕妇及年老体弱肾病者禁用。

毛茛灸　将新鲜毛茛叶捣烂,敷于穴位或患处,初有热辣感,继而局部皮肤发红、充血,稍时即起水泡。发泡后,局部有色素沉着,以后可自行消退,敷灸时间约为1～2小时。本法可用于治疗瘰疬、鹤膝风、黄疸、哮喘、风湿性关节炎、类风湿性关节炎及一切阴疽、肿毒未溃者。本品对皮肤有较强的刺激性,故孕妇及虚弱者禁用。

天灸除以上介绍的外,还有根据疾病不同选用相应中药的单、复方灸,其使用方法及主治详见各病中。

(三)灸法的补泻

灸疗与针刺一样,也有补虚泻实的作用。因此,临床采用灸法治疗疾病时,也必须根据疾病的虚、实选择补泻方法。关于灸的补泻,在古代文献中是把"毋吹其火"作为补法;"疾吹其火"作为泻法。例如:《黄帝内经》根据《灵枢·背腧篇》中记载:"气盛则泻之,虚则补之。以火补者,毋吹其火,须自灭也;以火泻者,疾吹其火,传其艾,须其火灭也。"《针灸大成》云:"以火补者,毋吹其火,须待自灭,即按其穴;以火泻者,速吹其火,开其穴也。"

从以上文献中所记载的有关补、泻的问题,可以看出古代医家很早就很重视灸的补泻。我们对古代医家提出的补、泻是这样理解的,以火补者,毋吹其火,须待自灭,即按其穴。就是说将艾点燃后,使其热慢慢传至体内,灸后又快按施灸的穴位。目的是使真气聚而不散,从而达到补其不足,谓之灸的补法。而以火泻者,速吹其火,开其穴也。意思是将艾点燃后,用嘴不断的吹火,助艾火尽快燃烧,艾热迅速传到体内。灸后不要按压施灸的穴位,目的是使体内蕴热之邪随艾火之热迅速发散,达到泻热的作用。

后世医家在古代补泻方法的基础上,又把艾条温和灸、针上加灸(温针灸)、温灸盒灸作为补法。把艾条雀啄灸、回旋灸、灯芯草灸、线香灸作为泻法。艾炷灸的补泻除了以"吹火""毋吹火"分补泻外,还根据施灸壮数是奇数还是偶数来定补泻。

正确地施用艾灸的补泻,对疗效起着很重要的作用,因此,临证施灸时一定要在辨证的基础上选用补泻方法,才能取得满意的效果。

灸法补泻是根据病种、病型、辨证的不同,选用不同的补泻的灸治方法。对邪气偏盛的急性病要用泻法,而对正气虚弱的慢性病要用补法。

艾炷灸补泻:点燃艾炷后,不吹艾火,由它慢慢地徐燃自灭,火力微而温和,时间较长,壮数较多,灸治完毕后再用手按施灸穴位,使其真气聚而不散为补法;点燃艾炷后,以口速吹艾火,促其快燃,火力较猛,快燃快灭,当患者感觉局部灼烫时,迅速更换艾炷再灸,灸治时间较短,壮数较少,施灸完毕后不按其穴,使邪气外散为泻法。

艾条灸补泻:艾条温和灸或回旋灸,每穴每次 5 分钟以内,实按灸 5 次以内者为补法;艾条雀啄灸,每穴每次 10 分钟以上,实按灸 7 次以上者为泻法。

非艾条补泻:烟草灸补泻同艾条灸补泻法。线香灸、灯火灸、火柴灸,以灼灸点较多、速度较快者为泻法,灼灸点较少,速度较慢者为补法。电吹风的快速吹灸为泻法;电热毯的慢速温灸为补法。

天灸补泻:随症情的虚实选用不同的灸材进行施灸,疗疮痈毒用蒜泥灸、葱白灸、气滞者用胡椒灸、小茴香灸;血瘀者用辣椒灸;阳虚寒盛者用食盐灸;风寒内侵者用生姜灸;慢性虚损疾病用白芥子灸、斑蝥灸、毛茛灸。

（四）施灸的常用体位

施灸时的体位正确与否,是准确取穴,预防晕灸,便于术者操作,提高疗效的保证。临床常用的灸疗体位有以下几种:

（1）坐位:正坐,两足登地,上肢屈肘趴伏在桌上,暴露背部以便施灸（图25）。

适用于项、背部穴位施灸。

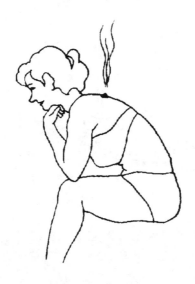

图25　坐位施灸

（2）俯卧位:俯卧,脐下可放一小枕头,以便背部肌肉舒展、平坦（图26）。

适用于项、背、腰尻、下肢后侧及上肢部分施灸。

（3）仰卧位:仰卧,上肢平放,下肢放直,或微屈,以便对胸、腹、上肢、下肢前面穴位以及头面部穴位施灸（图27）。

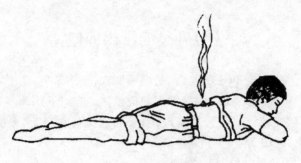

图 26　俯卧位施灸

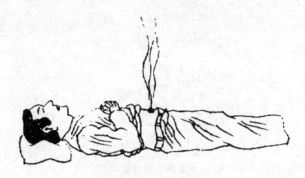

图 27　仰卧位施灸

（4）侧卧位：非灸侧在下，侧卧，上肢放在胸前，下肢伸直，以便对侧头部、下肢外侧或内侧、部分上肢穴位施灸（图 28）。

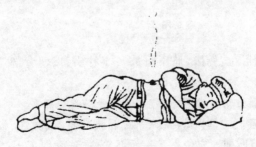

图 28　侧卧位施灸

（五）灸法的注意事项

（1）医生的责任和态度：使用灸法和用针一样，医生首先要有坚强的自信心，耐心细致地宣传灸法的好处，做好病人的思想工作。说服病人相信灸法，鼓励病人树立乐观的态度，要有信心和毅力，坚持下去，长期和疾病作斗争。医生的态度要严肃认真，专心致志，手眼并用，切勿掉以轻心，草率从事，防止灸不好，徒伤皮肉，而于病人无益。《灵枢·官针篇》上说："语徐而静，手巧而新审谛者，可使行针艾。"由此可见，对针灸医生的要求是很严格的，首先要举止稳当，安详而持重，其次是手巧而心细。这样的医生才能使用针法和灸法。

（2）要注意空气的冷暖和安全：施灸时不免要有烟熏和艾味。艾本来具有芳香气味，有的人很爱闻，有的则嫌有气味。因此在避免风吹病人的前提下，可以开窗调换空气，保持清新。施灸时要脱衣服，应特别注意室内的温度和内外隔障。尤其是在严冷的冬天和夏令酷暑之际，更应注意使病人舒适。

（3）要注意灸料的质量：艾绒的粗细好坏，与施灸关系极大，务必考究。特别是直接灸，必须用极细的艾绒，最好买成品，久贮之，密藏。因艾条最容易受潮，用时晒干，以便点燃，艾条要粗大、结实、均匀、干燥。

（4）必须做到姿势端正：《千金方》上说："凡点灸法，皆须平直，四肢勿使倾倒。灸时恐穴不正，无益于事，徒破皮肉耳。若坐点则坐灸之，卧点则卧灸之……"可见对体位非常重视。在施灸时，应该严格端正体位。尤其要注意体位自然，肌肉放松，勿取勉强体位。因为直接灸往往需经多次反复施灸，第一次要打好基础，否则穴位不准，再行更换，则又要从头灸起，就又要再受些痛苦。在施灸时发现穴位不准，要及时修正。

（5）灸法与消毒：在皮肤上施灸时，一般对消毒要求不太严格。不过在直接灸时,应用75%酒精棉球消毒,擦拭干净,面积要大一些,防止灸后皮肤破溃,继发感染。至于灸的原料,则不需消毒,只要将艾绒晒干即可。

(6)灸疮的处理:用直接灸法,往往发生起泡,结痂,溃烂等灸疮现象。为了防止摩擦,保护痂皮,预防感染,必要时可以用消毒敷料或膏药覆盖,再灸时揭开,灸后再盖上。如发生继发感染,可用消炎膏或生肌玉红膏涂贴。一般溃烂面不大,可以听其自然,任其结痂即可。

生肌玉红膏配方及制法:玉红膏为治痈疽发背、烧伤溃烂、灸疮之要药。

处方:当归60克 白芷15克 甘草36克 血蝎12克(研细) 紫草6克 轻粉12克(研细) 白蜡60克 芝麻油500克

配法:先将当归、白芷、紫草、甘草四味药放入油内泡3日,再放入锅内慢火熬,使药微焦枯,去滓,入血蝎,次下白蜡,微火化开,即行离火,待稍凉将凝时,入轻粉,搅匀即成红色之软膏,收存备用。

用法:外用。摊贴患处,或涂抹后以敷料盖之。

(7)施灸的程序:《千金方》记载:"凡灸当先阳后阴……先上后下。"这是说施灸的程序。如果上下前后都有配穴,应先灸阳经,后灸阴经;先灸上部,再灸下部,也就是先背部,后胸腹,先头身,后四肢,依次进行。取其从阳引阴而无亢盛之弊,所以不可颠倒乱灸。如果不讲次序,后灸头面,往往有面热、咽干、口燥的后遗症或不舒适之感觉。即便无此反应,也应当从上往下灸,循序不乱,也免得病人反复改变姿势,就省事省时间了。

(8)晕灸的防治:晕灸者虽然罕见,但发生晕灸时和晕针一样,也会出现突然头晕、眼花、恶心、颜面苍白、脉细手冷、血压降低、心慌出汗、甚至晕倒等症状。多系初次施灸,空腹疲劳、恐惧、体弱、姿势不当、灸炷过大、刺激过重所致。一经发现,要立即停灸,让病人平卧,急灸足三里3~5壮可解,一般无危险。但应注意施灸的禁忌,做好预防工作,在施灸中要不断留心观察,争取及早发现及早处理,防止晕灸。

（9）施灸副反应:一般无任何反应。但由于体质和病状不同,开始施灸可能引起发热、疲倦、口干、全身不适等反应,一般不需要顾虑,继续施灸即能消失。必要时可以拉长间隔时间。如发生口渴、便秘、尿黄等症状,可服中药加味增液汤。

处方:生地 15 克　麦冬 15 克　元参 15 克　苁蓉 15 克

用法:水煎服。

（10）要耐心长期施灸,勿急于求成:使用灸法要有耐心,灸从久,必须长期坚持下去。艾炷宜小些,宁可多灸几次,以免苦楚不堪,使人畏惧,而不愿意接受灸法。必须耐心长期灸下去才能收效。

艾灸与经络腧穴

经络和腧穴是针灸学的核心,是中医学理论体系的重要组成部分。经络是人体运行气血、联络脏腑、沟通内外、贯穿上下的径路;腧穴是脏腑经络之气输注聚集于皮肉筋骨之间的部位。经络是由经脉和络脉组成的。经包括有十二经脉、奇经八脉、十二经别和十二经筋等。络包含有络脉、别脉、浮络和孙络等。腧穴的种类很多,一般分为十四经腧穴、奇穴和阿是穴三类。由于经络和腧穴同属于一个系统,而腧穴一般又分布在一定的经脉循行通路上,所以它们的作用是密切联系着的。在生理上,经络循行全身、沟通表里上下、联系脏腑器官,对人体具有输送气血、发挥营内卫外的作用;而腧穴是脏腑经气输注和积聚出入的处所。在病理上,当机体处于病理状态时,经络又有传递病邪和反映病理证候的作用;如某经脏腑发病时,往往可以在某经相应的体表腧穴上出现压痛和知觉异常等病理反应。在诊断上,基于经络的生理和病理作用,根据病变证候反映,即可以辨别病之所在。又根据经络循行路线上某一部位的异常感觉,以测知某一脏腑的病变;临床上常用按压腧穴,以寻找敏感点来诊断疾病。在治疗上,经络和腧穴更具有较大的指导意义,针灸治病,主要是按病位症状归经,在病变的局部、邻近或远隔的部位上循经取穴,以达到治疗目的。所以,经络和腧穴的理论,特别在针灸学科的临床工作中,有其重要的意义。

(一)十二经脉和腧穴

十二经脉是经络系统的主体,包括手三阴经,即手太阴肺经、手少阴心经和手厥阴心包经;手三阳经,即手阳明大肠经、手太阳小肠经和手少阳三焦经;足三阴经,即足太阴脾经、足少阴肾经和足厥阴肝经;足三阳经,即足阳明胃经、足太阳膀胱经和足少阳胆经。十二经脉的主要特点是:①每条经脉的分布部位都有其一定的规律,均对称的分布在身体的两侧,在四肢部分的分布是阴经在内侧面、阳经在外侧面,内侧和外侧又各分三阴三阳,一般是太阴、阳明在前,少阴、太阳在后,厥阴、少阳居中。头面躯干部的分布是,手足三阳经在头面躯干的前、后、侧面。手足三阴经则分布到胸腹部;②十二经脉都有内属脏腑和外络肢节两个部分,每条经脉又各隶属于一个脏腑,阴经属脏络腑,阳经属腑络脏,组成"表(腑)里(脏)相合"的相互联系;③各经之间又相互衔接,其循行是一次一次地依次相传;④每条经脉在经气发生病理变化时,都有其特殊的证候群表现;⑤每条经脉在体表还有一定的腧穴等。

1. 手太阴肺经

1)循行

手太阴肺经,起于中焦,向下络大肠,回绕过来沿着胃的上口,向上通过横膈,属于肺脏,从肺系(指气管、喉咙部)横行出来,向下沿着上臂内侧,行于手少阴经和手厥阴经的前面,下行到肘窝中,沿着前臂内侧前缘,进入寸口,经过鱼际,沿着鱼际的边缘,出拇指内侧端(少商)。

手腕后方的支脉:从列缺处分出,一直走向食指内侧端(商阳),与手阳明大肠经相接(如图1)。

2)病候

咳嗽、气喘、呼吸短促、肺部胀满,心烦口渴,咯血,咽喉肿痛,发热,汗出,缺盆部、手臂内侧前缘痛、肩背部寒冷、疼痛等症。

3)腧穴

起于中府终于少商,计11穴,左右共22穴(见表1与图1)。

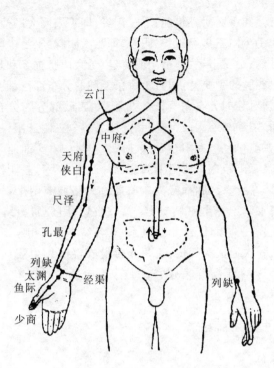

图 1 手太阴肺经循行和腧穴示意图

表 1 手太阴肺经腧穴表

编号	穴名	部位	主治	灸法	备注
1	中府	锁骨外端下方,云门穴直下1寸许,距任脉6寸	咳嗽、气喘、胸痛、胸中烦满、肩背痛	灸3～5壮或5～20分钟	手、足太阴经交会穴;肺之募穴
2	云门	锁骨外端下方凹陷处,距任脉6寸	同 上	同 上	
3	天府	上臂内侧,腋前纹头下3寸,当肱二头肌桡侧	咳嗽、气喘、吐血、鼻衄、喉肿、上臂内侧痛	灸3～5壮或10～20分钟	《甲乙》禁灸,灸之令人逆气

编号	穴名	部　　位	主　　治	灸　法	备注
4	侠白	上臂内侧,天府穴下1寸,尺泽穴上5寸,当肱二头肌腱桡侧	烦满、咳嗽、气喘、胸痛、上臂内侧痛	灸 3～5 壮或 5～15 分钟	
5	尺泽	微屈肘仰掌,肘横纹中,当肱二头肌腱桡侧	咳嗽、气喘、咯血、鼻衄、咽喉痛、肘臂痛、小儿惊风、吐泻、虚劳	灸 3～5 壮或 5～10 分钟	手太阴之脉所入为合
6	孔最	前臂掌面桡侧,在太渊与尺泽的连线上,太渊直上7寸凹陷中	咳嗽、气喘、咯血、鼻衄、咽喉痛、肘臂痛不可屈伸	灸 3～5 壮或 5～15 分钟	手太阴之郄穴
7	列缺	桡骨茎突的上方,腕横纹上1.5寸	咳嗽、气喘、咽喉痛、头项强痛、口眼歪斜、牙关紧闭、半身不遂	灸 3～5 壮或 5～15 分钟	手太阴之络穴,别走阳明;八脉交会穴之一,通于任脉
8	经渠	腕横纹上1寸,桡动脉桡侧凹陷处	咳嗽、气喘、胸痛、咽喉痛、掌中热、手腕痛	灸 1～3 壮或 5～10 分钟	手太阴之脉所行为经;《甲乙》不可灸
9	太渊	掌后横纹上,桡动脉桡侧凹陷处	咳嗽、气喘、咯血、鼻衄、咽喉痛、心悸、掌中热、手腕痛	灸 1～3 壮或 5～10 分钟	手太阴脉所注为输;肺之原穴;脉会太渊
10	鱼际	第一掌骨中点之桡侧,赤白肉际处	咳嗽、气喘、咽喉痛、咯血、失音、疟疾	灸 3～5 壮或 5～15 分钟	手太阴之脉所溜为荥
11	少商	拇指桡侧指甲角后0.1寸许	咳嗽、气喘、咽喉痛、鼻衄、昏厥、热病、癫狂、手指挛痛	灸 3～5 壮或 3～5 分钟	手太阴之脉所出为井

31

2．手阳明大肠经

1）循行

手阳明大肠经,起始于食指桡侧末端的商阳穴,沿着食指的桡侧缘,向上经过第一、二掌骨之间,进入伸拇长肌腱和伸拇短肌腱之间的凹陷处,沿前臂外侧前缘,至肘部外侧的曲池穴,再沿上臂外侧前缘,至肩部的肩髃穴,沿肩峰前沿,向后到第七颈椎棘突下的大椎穴,复折行向前下方进入锁骨上窝,联络肺脏,向下通过横膈,归属于大肠。

其支脉,由锁骨上窝上行颈部,贯穿面颊,进入下齿中,回绕至上唇,交叉于人中,左脉向右,右脉向左,上行至鼻翼两旁的迎香穴,与足阳明胃经相连接(见图2)。

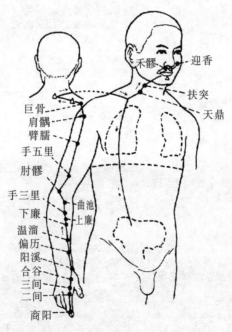

图2　手阳明大肠经循行和腧穴示意图

2）病候

目黄,鼻衄,口干,齿痛,鼻流清涕,咽喉肿痛,颈肿,肠鸣腹痛,泄泻,下利赤白,颈、肩及上肢伸侧前缘疼痛等。

3）腧穴

起于商阳终于迎香,计20穴,左右共40穴（见表2与图2）。

表2 手阳明大肠经腧穴

编号	穴名	部位	主治	灸法	备注
1	商阳	食指桡侧指角后约0.1寸许	齿痛,咽喉肿痛,耳聋,热病,吐泻,指麻,昏厥	灸1～3壮,或3～5分钟	手阳明之脉所注为井
2	二间	食指掌指关节前桡侧赤白肉际处	目昏,鼻衄,齿痛,咽喉痛,热病,口眼歪斜	同 上	手阳明之脉所溜为荥
3	三间	食指桡侧第二掌指关节后,赤白肉际凹陷处	目昏,鼻衄,齿痛,咽喉痛,泄泻,手指红肿	灸1～3壮,或5～10分钟	手阳明之脉所注为输
4	合谷	第一、二掌骨之间,约当第二掌骨之中点	头痛,目赤肿痛,鼻衄,齿痛,口眼歪斜,牙关紧闭,咳喘,热病,经闭	灸5～7壮,或5～20分钟	手阳明之脉所过为原;孕妇禁灸
5	阳溪	腕关节桡侧,拇指向上翘起时,在伸拇长、短肌腱之凹陷处	头痛,目痛,咽喉痛,齿痛,耳聋,手腕痛	同 上	手阳明之脉所行为经
6	偏历	阳溪穴上3寸,桡骨外侧凹陷中	鼻衄,目赤,耳聋,水肿,齿痛,口眼歪斜,手臂痛	灸3～5壮,或5～15分钟	手阳明之络穴,别走太阴
7	温溜	阳溪穴上5寸,桡骨外侧凹陷中	头痛,目痛,咽喉痛,肠鸣腹痛,肩臂痛	同 上	手阳明之郄穴
8	下廉	曲池穴下4寸	头痛,眩晕,腹痛,肘臂痛	灸3～7壮,或5～20分钟	
9	上廉	曲池穴下3寸	肠鸣腹痛,肩臂酸痛,手背麻木,上肢不遂	同 上	

编号	穴名	部 位	主 治	灸 法	备注
10	手三里	曲池穴下2寸	齿痛,腹痛吐泻,上肢不遂,肩臂疼痛	同 上	
11	曲池	屈肘横纹头外侧端凹陷处,尺泽穴与肱骨外上髁连线中点	上肢不遂,腹痛吐泻,肠痈,咽喉痛,咳嗽,痢疾,水肿,肘臂痛	灸3~7壮,或10~30分钟	手阳明之脉所入为合
12	肘髎	屈肘时,曲池穴斜向上外约1寸,当肱骨内侧缘处	肘臂痛、挛急、麻木,上肢不遂	灸3~5壮,或5~15分钟	
13	手五里	曲池穴上3寸,当曲池穴与肩髃穴的连线上	咳嗽,咯血,瘰疬,胃脘胀痛,肘臂酸痛、挛急	灸3~7壮,或5~15分钟	
14	臂臑	曲池穴上7寸,当三角肌下端的上方	目疾,瘰疬,瘿气,癫痫,颈项痛,肩臂痛	同 上	手足太阳、阳维之会
15	肩髃	三角肌上部的中央,肩平举时,肩前呈现凹陷处	瘰疬,瘿气,颈项痛,肩臂痛,上肢不遂	灸3~7壮,或10~30分钟	手阳明、阳跷之会
16	巨骨	锁骨肩峰端与肩胛冈之间凹陷处	胸闷,瘾疹,瘰疬,肩臂疼痛,上肢不遂	灸3~5壮,或5~10分钟	手阳明、阳跷之会
17	天鼎	扶突穴与缺盆穴连线之中点,当胸锁乳突肌后缘	瘰疬,瘿气,咽喉痛,音哑,气梗,胸背胀痛	同 上	
18	扶突	颈侧部喉结旁3寸,胸锁乳突肌的胸骨头与锁骨头之间	瘰疬,瘿气,咽喉痛,音哑,咳嗽,气喘,	同 上	
19	禾髎	鼻翼直下,与人中相平	鼻衄,鼻塞流涕,口角歪斜,牙关紧闭	隔物灸3~5壮,或5~10分钟	《铜人》禁灸
20	迎香	鼻翼旁0.5寸,当鼻唇沟中	鼻衄,鼻塞流涕,口角歪斜,面肿,胆道蛔虫症	同 上	手足阳明之会《外台》禁灸

34

3．足阳明胃经

1）循行

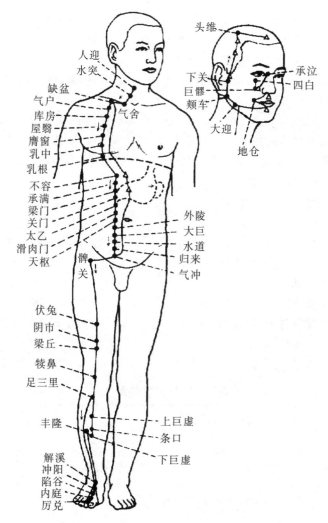

图 3　足阳明胃经循行和腧穴示意图

足阳明胃经,起于鼻翼旁之迎香穴,夹鼻上行到鼻根部,入目内眦,与足太阳经脉交会于睛明穴,向下沿着鼻柱的外侧,进入上齿中,回出环绕口唇,向下交会于颏唇沟任脉经的承浆穴,再向后沿着口腮后下方,出于下颌大迎处,沿着下颌角颊车穴,上行到耳前,经过足少阳经的上关穴,沿着鬓发的边际,而至前额上部。

其支脉,从大迎前向下经过人迎穴,沿喉咙,进入锁骨上窝的缺盆穴,向下通过横膈,归属于胃,联络脾。

其直行的脉,由缺盆向下,经过乳头,夹脐旁,进入腹股沟中央的气街处。

其腹内又一支脉,起于胃的下口幽门部,向下沿腹腔内,到腹股沟中央的气街处与主干相会合,再由此下行至髀关穴,直抵伏兔部,通过膝部的犊鼻穴,沿着胫骨外侧前缘,下经足跗,到达足第二趾外侧端的厉兑穴。

另有一条支脉,从膝下三寸处之足三里穴分出,下行至足中趾外侧;

其又有一条支脉,从足跗上冲阳穴分出,进入足大趾内侧端的隐白穴,与足太阴脾经相连接(图3)。

2)病候

脘腹胀满,胃痛,呕吐,肠鸣,水肿,口眼歪斜,唇疹,咽喉肿痛,颈肿,鼻衄,惊惕,发狂,热病,膝膑部及胸部循行部位疼痛等。

3)腧穴

起于承泣终于厉兑,计45穴,左右共90穴(见表3与图3)。

表3　足阳明胃经腧穴表

编号	穴名	部　位	主　治	灸法	备注
1	承泣	眼球与眶下缘之间的正中	眼睑瞤动,目赤肿痛,夜盲,口眼歪斜,迎风流泪	慎灸	足阳明、阳跷、任脉之会
2	四白	承泣穴直下方,眶下孔凹陷处	同　上	隔物灸3~5壮,或5~10分钟	《素问》王注禁灸

编号	穴名	部　位	主　治	灸　法	备注
3	巨髎	四白穴直下方,与鼻翼下缘平齐	口眼歪斜,眼睑瞤动,鼻衄,齿痛,面痛	同　上	足阳明、阳跷之会
4	地仓	巨髎直下方,口角外侧	口眼歪斜,牙关紧闭,流涎,失音不语,眼睑瞤动	隔物灸3~7壮,或5~10分钟	手足阳明、阳跷之会
5	大迎	颊车穴前五分,闭口鼓气时,即出现一沟形凹陷处	口眼歪斜,牙关紧闭,齿痛,颊肿,瘰疬	同　上	
6	颊车	下颌角前上方一横指,咬肌隆起处	口眼歪斜,牙关紧闭,齿痛,颊肿,颈项强痛	灸3~7壮,或10~20分钟	
7	下关	闭口,颧弓与下颌切迹所形成的凹陷处	口眼歪斜,牙关紧闭,齿痛,颊肿,三叉神经痛	隔物灸3~5壮,或5~10分钟	足阳明、足少阳之会
8	头维	督脉旁开4.5寸,额角发际上0.5寸	头痛,目眩,目痛,迎风流泪,口眼歪斜	灸5~10分钟	足阳明、少阳之会,《甲乙》禁灸
9	人迎	平结喉旁,当颈总动脉出处,胸锁乳突肌前缘	咽喉肿痛,气喘,头晕,面赤,瘰疬,音哑,胸满	慎灸	同　上
10	水突	胸锁乳突肌前缘,当人迎穴与气舍穴连线的中点	咽喉肿痛,气喘,咳嗽,气瘿	灸3~5壮,或5~10分钟	
11	气舍	人迎穴直下,当胸锁乳突肌之胸骨头与锁骨头之间	同　上	同　上	
12	缺盆	任脉旁开4寸,当锁骨上窝的中点	咳喘,咽痛,瘰疬,气瘿,胸满,缺盆中痛	同　上	

编号	穴名	部　　位	主　　治	灸　法	备　注
13	气户	锁骨中点下缘,乳中线上	咳嗽,气喘,项强,瘰疬	灸 3 ~ 5 壮,或 5 ~ 10 分钟	
14	库房	乳中线上,第一肋间隙	咳嗽,胸胁胀痛	同　上	
15	屋翳	乳中线上,第二肋间隙	咳嗽,气喘,乳痈,胸痛	同　上	
16	膺窗	乳中线上,第三肋间隙	同　上	同　上	
17	乳中	乳头中央,乳中线上第四肋间隙	仅作为胸腹部取穴的标志	慎灸或温灸	《甲乙》慎灸
18	乳根	乳中穴直下一肋间	乳痈,乳少,乳房胀痛,咳嗽气喘,胸满胁痛	灸 3 ~ 5 壮或 10 ~ 15 分钟	
19	不容	脐上 6 寸,巨阙穴旁开 2 寸	咳嗽气喘,胸满胁痛,胃痛,腹胀,呕吐,食欲不振	同　上	
20	承满	脐上 5 寸,上脘穴旁开 2 寸	胃痛,腹胀,呕吐,食欲不振,吐血,肠鸣	同　上	
21	梁门	脐上 4 寸,中脘穴旁开 2 寸	胃痛,腹胀,呕吐,食欲不振,肠鸣,泄泻	灸 3 ~ 7 壮或 5 ~ 20 分钟	
22	关门	脐上 3 寸,建里穴旁开 2 寸	胃痛,腹胀,呕吐,食欲不振,肠鸣,泄泻,水肿	同　上	
23	太乙	脐上 2 寸,下脘穴旁开 2 寸	胸满烦心,胃痛,食欲不振,癫狂	灸 3 ~ 10 壮或 10 ~ 30 分钟	
24	滑肉门	脐上 1 寸,水分穴旁开 2 寸	胃痛,腹胀,呕吐,食欲不振,癫狂	同　上	

38

编号	穴名	部　位	主　治	灸　法	备　注
25	天枢	脐中旁开2寸	腹痛腹胀,肠鸣泄泻,痢疾,便秘,水肿,黄疸,月经不调,产后腹痛,肠痈,疟疾	灸3~10壮或10~50分钟	大肠之募穴;孕妇不可灸
26	外陵	脐下1寸,阴交穴旁开2寸	腹痛,疝气,痛经	灸3~7壮或5~30分钟	
27	大巨	脐下2寸,石门穴旁开2寸	腹痛,疝气,遗精,早泄,便秘,小便不利,肠痈	同　上	
28	水道	脐下3寸,关元穴旁开2寸	小腹胀满,疝气,月经不调,水肿,小便不利,肾炎	同　上	
29	归来	脐下4寸,中极穴旁开2寸	腹痛,疝气,月经不调,白带异常,阴挺,遗精	灸5~10壮或10~30分钟	
30	气冲	脐下5寸,曲骨穴旁开2寸当腹股沟上方,股动脉内侧	腹痛,疝气,月经不调,阳痿,胎产诸疾	同　上	
31	髀关	屈股,髂前上脊直下,平会阴处	下肢痿痹,不得屈伸,腰膝酸痛,水肿,脚气	灸3~5壮或5~15分钟	
32	伏兔	髌骨外上缘直上6寸	下肢痿痹,股痛,膝冷,脚气,瘾疹	灸3~5壮或10~20分钟	
33	阴市	髌骨外上缘直上3寸	下肢不遂,不得屈伸,膝肿痛,水肿,脚气	同　上	
34	梁丘	髌骨外上缘直上2寸	下肢不遂,不得屈伸,膝肿痛,胃痛,腹泻,乳痈	灸3~5壮或5~30分钟	足阳明之郄穴
35	犊鼻	屈膝,髌骨下缘,髌韧带外侧凹陷处	膝肿痛,麻木,屈伸不利,脚气	同　上	

编号	穴名	部　位	主　治	灸　法	备注
36	足三里	犊鼻穴下3寸,距胫骨外侧约一横指	胃部疾患,下肢部疾患,虚劳性疾病,心悸,气短	灸5～10壮或10～50分钟	足阳明之所入为合
37	上巨虚	足三里穴下3寸处	胃痛,腹泻,肠痛,肠鸣,痢疾,食欲不振,半身不遂	灸3～5壮或10～30分钟	
38	条口	上巨虚穴下2寸,当犊鼻穴与解溪穴连线的中点	小腿痿痹,肩痛,下利,腹痛,脚气,足底发热	灸3～5壮或5～20分钟	
39	下巨虚	上巨虚穴下3寸,犊鼻穴下9寸处	小腹疼痛,胸胁疼痛,胃痛,痢疾,脚气,下肢痿痹	同　上	小肠合入于本穴
40	丰隆	外踝前上8寸,条口穴后约一横指	胃部疾病,肺系疾患,中风,癫痫,癫狂,下肢痿痹	灸5～10壮或10～30分钟	足阳明之络穴别走太阴
41	解溪	踝关节前横纹中点,两筋之间	头痛,眩晕,面部浮肿,腹胀,便秘,惊悸,怔忡	灸1～3壮或10～20分钟	足阳明之脉所行为经
42	冲阳	解溪穴下方约1.5寸,足背最高处,有动脉应手	手痛,齿痛,腹胀,疟疾,口眼歪斜,癫狂,热病,足痿	避开血管,灸1～3壮或5～10分钟	足阳明所过为原
43	陷谷	第二、三跖骨结合部之前的凹陷处	面目浮肿,目赤肿痛,肠鸣腹痛,疟疾,水肿,足背痛	灸3～5壮或5～15分钟	足阳明所注为输
44	内庭	足背第二、三趾缝之间,趾跖关节前凹陷处	腹痛,腹胀,泄泻,痢疾,便秘,齿痛,咽痛,鼻衄,口眼歪斜,小便出血,瘾疹	同　上	足阳明之脉所溜为荥
45	厉兑	第二趾外侧,趾甲角后约0.1寸	尸厥,口噤,晕厥,面肿,口角歪斜,齿痛,咽痛,胸腹胀满,足背痛,癫狂	灸1～3壮或5～10分钟	足阳明所出为井

4．足太阴脾经

1）循行

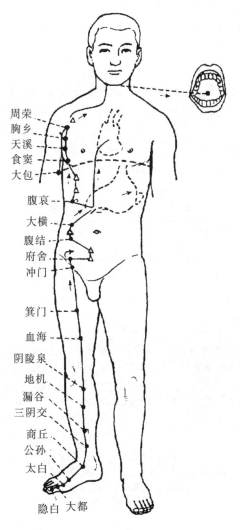

图4 足太阴脾经循行和腧穴示意图

周荣
胸乡
天溪
食窦
大包

腹哀

大横

腹结

府舍

冲门

箕门

血海

阴陵泉

地机

漏谷

三阴交

商丘

公孙

太白

隐白 大都

足太阴脾经,起于足大趾内侧端的隐白穴,沿大趾内侧赤白肉际处,上行至内踝前面,再上小腿内侧,沿着胫骨内侧,交出足厥阴经之前,上行经膝、股部内侧前缘,进入腹部,归属于脾脏,联络胃,向上通过横膈,沿着食道的旁边,连系舌根,散布于舌下。

其支脉,再由胃分出,向上通过横膈,流注于心中,与手少阴心经相连接(图4)。

2)病候

嗳气,胃脘痛,腹胀,食不下,呕吐,便溏,水肿,痞块,黄疸,身重乏力,心烦痛,舌根痛,股及膝内侧肿胀、厥冷,足大趾运动障碍等。

3)腧穴

起于隐白终于大包,计21穴,左右共42穴(见表4与图4)。

表4 足太阴脾经腧穴表

编号	穴名	部 位	主 治	灸 法	备 注
1	隐白	足踇趾内侧,趾甲角后0.1寸	腹痛,腹胀,呕吐,泄泻,食不下,崩漏,带下,胎位不正,癫狂,多梦,昏厥等	灸1~3壮,或5~10分钟	足太阴之脉所出为井
2	大都	足大趾内侧,第一跖趾关节前下方赤白肉际处	腹痛,腹胀,呕吐,泄泻,小儿惊风,四肢重痛,热病	同 上	足太阴之脉所溜为荥
3	太白	第一跖骨小头后下方,赤白肉际处	腹痛,腹胀,呕吐,泄泻,便秘,水肿,痢疾,肢体重	灸3~5壮,或5~15分钟	足太阴之脉所注为输
4	公孙	第一跖骨基底前下缘赤白肉际凹陷处	腹痛,腹胀,呕吐,泄泻,胃痛,痢疾,疟疾,月经不调,不寐,足痛无力	同 上	足太阴之络穴,别走阳明;八脉交会穴

编号	穴名	部 位	主 治	灸 法	备 注
5	商丘	内踝前下方凹陷处	腹痛,腹胀,呕吐,泄泻,胃痛,水肿,黄疸,癫痫,不孕,足腕无力,踝部疼痛	灸 1 ~ 3 壮或 5 ~ 10 分钟	足太阴之脉所行为经
6	三阴交	内踝高点直上 3 寸,当胫骨后缘处	脾胃虚弱性疾患,月经不调,带下,崩漏,经闭,不孕,乳少,男性疾病,消渴,眩晕,不寐,脏躁,半身不遂,瘾疹	灸 3 ~ 10 壮,或 5 ~ 30 分钟	足太阴、厥阴、少阴之会
7	漏谷	内踝高点直下 6 寸,当胫骨后缘处	腹痛,腹胀,肠鸣,小便不利,腿膝厥冷,不仁,足踝肿痛	灸 3 ~ 15 壮,或 5 ~ 15 分钟	
8	地机	膝膑骨下缘下 5 寸,胫骨后缘处	腹痛,腹胀,食欲不振,小便不利,月经不调,遗精,遗尿,疝,痔,水肿等	灸 3 ~ 7 壮,或 10 ~ 20 分钟	足太阴之郄穴
9	阴陵泉	胫骨内踝下缘,胫骨后缘与腓肠肌之间的凹陷处	腹痛,腹胀,食欲不振,小便不利,月经不调,遗精,遗尿,虚劳,膝腿肿痛,阴挺,水肿	同 上	足太阴之脉所入为合
10	血海	髌骨内缘上 2 寸,当股四头肌内侧头的隆起处	月经不调,痛经,经闭,崩漏,阴部瘙痒,瘾疹,贫血,湿疹,股内侧痛,气逆	灸 3 ~ 5 壮,或 5 ~ 30 分钟	
11	箕门	血海穴上 6 寸处	淋症,遗尿,小便不通,两股生疮,阴囊湿疹,腹股沟肿痛	灸 3 ~ 5 壮或 5 ~ 10 分钟	
12	冲门	耻骨联合上缘,曲骨穴旁开 3.5 寸,当股动脉外侧	腹痛,疝气,小便不通,阴挺,乳难,痔疾	同 上	足太阴、厥阴、阴维之会

编号	穴名	部 位	主 治	灸 法	备 注
13	府舍	冲门上0.7寸,前正中线旁开4寸	腹痛,疝气,乳痈,痞块,阴挺	同 上	足太阴、厥阴、阴维之会
14	腹结	府舍穴上3寸,前正中线旁开4寸	绕脐疼痛,腹胀,腹泻,疝气,乳痈,咳逆	灸3~7壮或5~30分钟	
15	大横	脐中旁开4寸,直对乳头	腹痛,泄泻,痢疾,便秘,脏躁等	灸5~10壮或10~30分钟	足太阴、阴维之会
16	腹哀	大横穴上3寸,前正中线旁开4寸	腹痛,食欲不振,痢疾,便秘	灸3~5壮或5~20分钟	足太阴、阴维之会
17	食窦	前正中线旁开6寸,当第五肋间隙	胸胁胀满,水肿膨胀,小便不通,食积,噎膈	同 上	
18	天溪	前正中线旁开6寸,当第四肋间隙	咳嗽,气喘,呃逆,乳痈,乳少,胸部胀痛	同 上	
19	胸乡	前正中线旁开6寸,当第三肋间隙	胸胁胀痛,咳逆等	灸3~5壮或5~15分钟	
20	周荣	前正中线旁开6寸,当第二肋间隙	胸胁胀痛,咳逆,食不下,唾多脓秽	同 上	
21	大包	腋窝下6寸,当腋中线上	胸胁胀痛,咳逆,气喘,身疼痛,四肢软弱无力	灸1~3壮,或5~10分钟	脾之大络

5. 手少阴心经

1) 循行

手少阴心经,起始于心脏,出属于心系,向下通过横膈,联络小肠。

44

其支脉,从心系分出,夹食道上行,连于目系。

其直行的脉,从心系上行于肺部,再向下出于腋窝部极泉穴,沿着上臂内侧后缘,行于手太阴肺经和手厥阴心包经的后面,到达肘窝,沿前臂内侧后缘,至掌后豌豆骨部,进入掌内,沿着小指的桡侧,至末端之少冲穴,与手太阳小肠经相连接(图5)。

2)病候

心痛,心悸,口渴,咽干,胸胁痛,盗汗,失眠,目黄,手心热,厥冷,上肢内侧后缘疼痛等。

3)腧穴

起于极泉终于少冲,计9穴,左右共18穴(见表5与图5)。

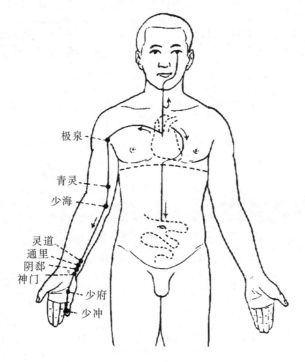

图5 手少阴心经循行和腧穴示意图

45

表5 手少阴心经腧穴表

编号	穴名	部位	主治	灸法	备注
1	极泉	腋窝正中,当腋动脉内侧	心痛,胸胁痛,瘰疬,干呕,目黄,乳汁不足,肘臂疼痛	灸5～10分钟	
2	青灵	少海穴上3寸,当肱骨二头肌的内侧沟中	胸胁痛,目黄,肘臂疼痛,头痛	灸1～3壮,或5～10分钟	
3	少海	屈肘时当肘横纹尺侧端与肱骨内上髁之间凹陷处	头痛,目眩,心痛,健忘,癫狂,呕吐,瘰疬,肘臂痛	灸3～5壮,或5～15分钟	手少阴之脉所入为合
4	灵道	在尺侧腕屈肌腱之桡侧,腕横纹上1.5寸	心痛,胃痛,干呕,神昏,悲恐,目赤痛,肘臂痛	灸2～3壮,或5～15分钟	手少阴之脉所行为经
5	通里	在尺侧腕屈肌腱之桡侧,腕横纹上1寸	头痛,目眩,心痛,舌强,心悸,月经过多,失眠,腕臂痛	同　上	手少阴之络穴,别走太阳
6	阴郄	在尺侧腕屈肌腱之桡侧,腕横纹上0.5寸	头痛,目眩,心痛,鼻衄,吐血,盗汗,咽喉痛,失音	灸3～5壮,或5～20分钟	手少阴之郄穴
7	神门	仰掌,腕横纹尺侧端凹陷处	心痛,心悸,怔忡,健忘,失眠,多梦,掌中热,腕痛	灸2～3壮,或10～20分钟	手少阴之脉所注为输
8	少府	在手掌内第四、五掌骨之间,屈指握拳当小指尖点	心痛,心悸,怔忡,健忘,失眠,遗尿,小便不利,阴痛,阴痒,手小指拘挛	灸3～5壮,或5～20分钟	手少阴之脉所溜为荥
9	少冲	小指桡侧,指甲角后0.1寸	心痛,心悸,胸胁痛,中暑,昏厥,癫狂,咽喉痛,舌根痛,手挛不伸	灸1～3壮,或5～10分钟	手少阴之脉所出为井

6．手太阳小肠经

1）循行

手太阳小肠经,起始于手小指尺侧端的少泽穴,沿着手掌尺侧缘至腕部,出于尺骨茎突,直上沿着前臂后缘,到肘部尺骨鹰嘴和肱骨内上踝之间,出行于肩关节,绕行肩胛部,交会于第七颈椎棘突下的大椎穴,再向前进入锁骨上窝,深入体腔,联络心脏,沿着食道,通过横膈,到达胃部,归属于小肠。

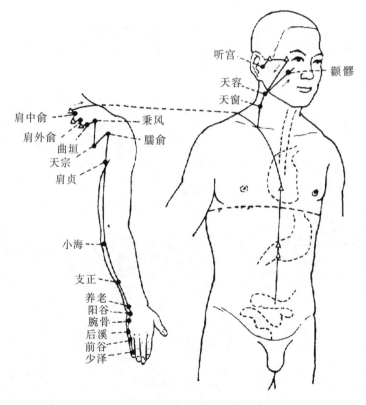

图 6　手太阳小肠经循行与腧穴示意图

47

其上行的支脉,从锁骨上窝出来,沿着颈部,向上到达面颊部,至目外眦,转入耳中。

另一条支脉,从面颊部分出,上行经过目眶下缘之颧髎穴,抵于鼻旁,至目内眦睛明穴,与足太阳膀胱经相连接(图6)。

2)病候

耳聋,目黄,咽喉肿痛,颌部、颊部肿胀疼痛,少腹胀痛,尿频,肩臂外侧后缘疼痛。

3)腧穴

起于少泽终于听宫,计19穴,左右共38穴(见表6与图6)。

表6　手太阳小肠经腧穴表

编号	穴名	部　位	主　治	灸　法	备注
1	少泽	在小指尺侧,爪甲角后约0.1寸许	昏厥,头痛,项强,目翳,黄疸,鼻衄,耳聋,咽喉痛,心痛,胸胁痛,乳痈,疟疾	灸1～3壮,或5～10分钟	手太阳之脉所出为井
2	前谷	手掌尺侧缘,当第五掌指关节前赤白肉际处	昏厥,头痛,项强,目翳,黄疸,鼻衄,耳聋,咽痛,乳痈手指麻木,肘、臂、手指痛	同　上	手太阳之脉所溜为荥
3	后溪	轻握拳,手掌尺侧缘,第五掌指关节后,掌横纹尽头	头痛,项强,目翳,黄疸,鼻衄,耳聋,咽痛,乳痈手指麻木,肘、臂、手指痛	灸3～5壮,或5～15分钟	手太阳之脉所注为输,八脉交会之一
4	腕骨	手掌尺侧缘,第五掌骨基底与三角骨之间凹陷处	头痛,项强,目翳,黄疸,鼻衄,耳聋,咽痛,手腕无力,前臂痛,消渴	灸3～7壮,或10～20分钟	手太阳之脉所过为原
5	阳谷	腕关节尺侧,当尺骨茎突与三角骨之间凹陷处	目眩,耳鸣,颈颌肿,胸胁痛,热病,癫狂,手腕痛,臂痛	同　上	手太阳之脉所行为经

48

编号	穴名	部 位	主 治	灸 法	备 注
6	养老	尺骨小头背面,取穴时屈肘,掌心对胸,当尺骨茎突之桡侧缝隙处	目视不明,落枕,呃逆,疝痛,半身不遂,腕、肘、肩、臂、腰痛	同 上	手太阳之郄穴
7	支正	腕后5寸,在阳谷与小海的连线上	头痛,目眩,项强,颈肿,消渴,癫狂,热病,臂痛,肘挛	灸3~5壮,或5~15分钟	手太阳之络穴
8	小海	屈肘,在尺骨鹰嘴与肱骨内上髁之间	目眩,目黄,耳聋,齿痛,颊肿,癫痫,瘰疬,半身不遂	灸2~3壮,或5~10分钟	手太阳之脉所入为合
9	肩贞	肩关节后下方,当腋后皱纹上1寸处	肩胛酸痛,手臂痛不举,半身不遂	同 上	
10	臑俞	肩贞直上,当肩胛冈下缘处	颈项疼痛,上肢不遂,肩臂痛不可举	灸3~5壮,或10~20分钟	手太阳、阳维、阳跷会
11	天宗	肩胛冈下窝中,当冈下缘肩胛下角间的上1/3与中1/3交点	颊颌肿,肩胛酸痛,肘臂外后侧痛,乳痛	同 上	
12	秉风	肩胛冈上窝的中点,当天宗直上处	颈项疼痛,上肢不遂,肩臂痛不可举	灸3~7壮,或5~20分钟	手太阳、阳明、手足少阳之会
13	曲垣	在冈上窝内侧凹陷处	肩胛酸痛,拘急,臂痛	灸3~5壮,或10~30分钟	
14	肩外俞	第一胸椎棘突下旁开3寸	颈项强急,肩背酸痛,肘臂冷痛	灸5~7壮,或5~30分钟	
15	肩中俞	第七颈椎棘突下旁开2寸	咳嗽,气喘,目视不明,发热畏寒,肩臂酸痛,落枕	同 上	

编号	穴名	部 位	主 治	灸 法	备 注
16	天窗	颈侧胸锁乳突肌前缘凹陷处	耳聋,耳鸣,咽喉肿痛,颈项强痛,中风口噤	灸 1 ~ 3 壮,或 5 ~ 10 分钟	
17	天容	下颌角后下方,当胸锁乳突肌前缘凹陷处	耳聋,耳鸣,咽喉肿痛,颈项强痛,瘰疬,咽中如梗	灸 2 ~ 3 壮,或 5 ~ 15 分钟	
18	颧髎	目外眦角直下,当颧骨下缘凹陷处	口眼歪斜,三叉神经疼痛,齿痛,颊肿,目黄,眼睑跳动	同 上	手太阳、少阳之会
19	听宫	耳屏与下颌关节之间,微张口时呈凹陷处	耳聋,耳鸣,聋哑,头痛,眩晕,齿痛,心腹满痛		手足少阳、手太阳之会

7. 足太阳膀胱经

1)循行

足太阳膀胱经,起始于目内眦的睛明穴,上额,交会于头顶部之百会穴。

其支脉,从头顶横行至耳上角。

其直行的脉,从头顶入里联络于脑,回出来左右分出下行项后,沿着肩胛部内侧,脊柱两旁,到达腰部,从脊旁肌肉深入体腔,联络肾脏,归属于膀胱。

另一支脉,从腰分出,夹脊下行,通过臀部,进入腘窝中。

又一支脉,通过肩胛骨内缘直下,经过臀部(环跳)下行,沿着大腿后外侧,与腰部下来的支脉会合于腘窝中,从此向下,通过腓肠肌,出于外踝的后面,沿着第五跖骨粗隆,至小趾外侧端(至阴),与足少阴肾经相接(图7)。

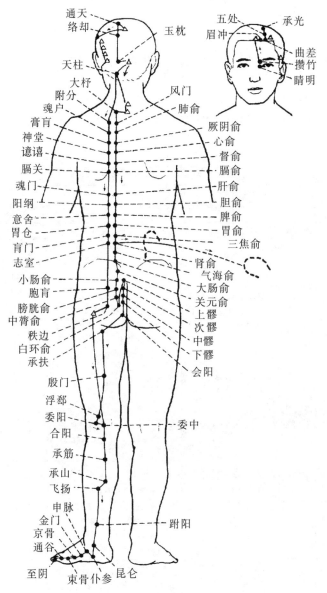

通天
络却
玉枕
天柱
大杼
附分
魂户
膏肓
神堂
譩譆
膈关
魂门
阳纲
意舍
胃仓
肓门
志室
小肠俞
胞肓
膀胱俞
中膂俞
秩边
白环俞
承扶
殷门
浮郄
委阳
合阳
承筋
承山
飞扬
申脉
金门
京骨
通谷
至阴
束骨仆参
昆仑

风门
肺俞
厥阴俞
心俞
督俞
膈俞
肝俞
胆俞
脾俞
胃俞
三焦俞
肾俞
气海俞
大肠俞
关元俞
上髎
次髎
中髎
下髎
会阳
委中
跗阳

五处
眉冲
承光
曲差
攒竹
睛明

图 7　足太阳膀胱经循行与腧穴示意图

51

2）病候

小便不利,遗尿,尿浊,尿血,头痛,目痛,迎风流泪,鼻塞流涕,鼻衄,目黄,疟疾,痔疾,癫狂,胎位不正,项、背、腰、骶、臀部及下肢后侧疼痛,足小趾不能运动等。

3）腧穴

起于睛明穴终于至阴,计 67 穴,左右共 134 穴(见表 7 与图7)。

表 7　足太阳膀胱经腧穴表

编号	穴名	部　　位	主　　治	灸　法	备　注
1	睛明	闭目,目内眦角上 0.1 寸处	目赤肿痛,迎风流泪,夜盲,色盲,目痒,近视等	禁灸或慎灸	手足太阳、足阳明、阴跷、阳跷五脉之会
2	攒竹	眉毛内侧端,当眶上切迹处	头痛,目眩,目赤痛,迎风流泪,夜盲,口眼歪斜、近视、眉棱骨痛	慎灸	《铜人》禁灸
3	眉冲	眉头直上入发际 0.5 寸,神庭与曲差之间	头痛,目眩,目赤痛,鼻塞流涕,癫痫	慎灸或少灸	《大成》禁灸
4	曲差	神庭穴旁开 1.5 寸处	头痛,目眩,目赤痛,鼻塞,鼻衄,心中烦满,目视不明	灸 2～3 壮或 5～10 分钟	
5	五处	上星穴旁开 1.5 寸处	头痛,目眩,目视不明,鼻塞,鼻衄,脊强反折	同　上	《甲乙》禁灸
6	承光	五处穴后 1.5 寸,督脉旁开 1.5 寸	头痛,目眩,口眼歪斜,鼻塞,口苦烦心,目翳	同　上	《甲乙》禁灸
7	通天	承光穴后 1.5 寸,督脉旁开 1.5 寸	头痛,目眩,口眼歪斜,鼻塞,鼻衄,口眼歪斜,尸厥	灸 3～5 壮,或 5～15 分钟	

52

编号	穴名	部　位	主　治	灸　法	备　注
8	络却	通天穴后1.5寸，督脉旁开1.5寸	头痛,目眩,耳鸣,鼻塞,口眼歪斜,癫狂	灸3～5壮,或5～10分钟	
9	玉枕	脑户穴旁开1.3寸处	头痛,目眩,耳鸣,鼻塞,近视,癫狂	同　上	
10	天柱	哑门穴旁开1.3寸,当项后入发际处	头痛,目眩,耳鸣,鼻塞,近视,癫狂,落枕,健忘,肩臂酸痛	灸5～7壮,或5～15分钟	
11	大杼	第一胸椎棘突下旁开1.5寸	咳嗽,气喘,头痛,发热,疟疾,咽喉肿痛,颈项强直,肩胛酸痛	灸3～7壮,或10～30分钟	手足太阳、少阳之会
12	风门	第二胸椎棘突下旁开1.5寸	头痛发热,咳嗽,鼻塞流涕,呕逆上气,项强,胸背痛,瘾疹	灸3～10壮,或10～30分钟	督脉、足太阳之会
13	肺俞	第三胸椎棘突下旁开1.5寸	咳嗽,气喘,吐血,肺痨,盗汗,胸满气短,黄疸,皮肤瘙痒,呕吐	同　上	背俞穴之一,肺之俞穴
14	厥阴俞	第四胸椎棘突下旁开1.5寸	咳嗽,胸闷,心痛,呕吐,胃脘痛,胁痛	同　上	
15	心俞	第五胸椎棘突下旁开1.5寸	心痛,胸闷,心悸,心烦,健忘,咳嗽,吐血,气喘,背部疼痛	同　上	
16	督俞	第六胸椎棘突下旁开1.5寸	心痛,气逆,腹胀,肠鸣,发热畏寒,皮肤瘙痒	同　上	
17	膈俞	第七胸椎棘突下旁开1.5寸	咳嗽,胸闷,心痛,呕吐,胃脘痛,胁痛,贫血,寒热,骨蒸,盗汗等	同　上	血会膈俞

编号	穴名	部　位	主　治	灸　法	备　注
18	肝俞	第九胸椎棘突下旁开1.5寸	胸胁胀痛,黄疸,吐血,鼻衄,目眩,月经不调,癫痫,肩背酸痛	同　上	背俞穴之一,肝之俞穴
19	胆俞	第十胸椎棘突下旁开1.5寸	胸胁胀痛,黄疸,目黄,口苦,干呕,肺痨,潮热,胆道蛔虫症	灸3~9壮,或5~30分钟	背俞穴之一,胆之俞穴
20	脾俞	第十一胸椎棘突下旁开1.5寸	胃痛,腹胀,呕吐,泄泻,痢疾,肠鸣,贫血,瘾疹,四肢乏力	同　上	背俞穴之一,脾之俞穴
21	胃俞	第十二胸椎棘突下旁开1.5寸	胃痛,腹胀,呕吐,泄泻,痢疾,肠鸣,经闭,腰背酸痛	同　上	背俞穴之一,胃之俞穴
22	三焦俞	第一腰椎棘突下旁开1.5寸	肠鸣,腹胀,完谷不化,呕吐,泄泻,水肿,黄疸,腰背酸痛	同　上	背俞穴之一,三焦之俞穴
23	肾俞	第二腰椎棘突下旁开1.5寸	阳痿,遗精,遗尿,尿闭,水肿,耳聋,耳鸣,月经不调,腰背痛	同　上	背俞穴之一,肾之俞穴
24	气海俞	第三腰椎棘突下旁开1.5寸	腰痛,腹胀,阳痿,遗精,带下,崩漏,痔疾,痛经	同　上	
25	大肠俞	第四腰椎棘突下旁开1.5寸	肠鸣,腹胀,完谷不化,呕吐,泄泻,肠痛,痛经,腰腿痛	灸5~10壮,或10~30分钟	背俞穴之一,大肠之俞穴
26	关元俞	第五腰椎棘突下旁开1.5寸	腹胀,腹痛,遗精,遗尿,尿闭,月经不调,腰背痛,贫血	灸3~7壮,或5~30分钟	
27	小肠俞	第一骶椎棘突下旁开1.5寸	小腹胀痛,尿血,遗尿,遗精,泄泻,便秘,疝气,消渴,带下	同　上	背俞穴之一,小肠之俞穴

编号	穴名	部 位	主 治	灸 法	备 注
28	膀胱俞	第二骶椎棘突下旁开1.5寸	遗尿,尿赤,小便不利,遗精,阳痿,泄泻,便秘,阴部肿痛	同 上	背俞穴之一,膀胱之俞穴
29	中膂俞	第三骶椎棘突下旁开1.5寸	腹痛,泄利,疝气,消渴,腰脊酸痛	同 上	
30	白环俞	第四骶椎棘突下旁开1.5寸	遗精,月经不调,崩中带下,疝气,二便不利,腰髋酸痛	灸5~20分钟	《甲乙》不宜灸
31	上髎	第一骶后孔中	阳痿,遗精,月经不调,带下,阴挺,二便不利,阴部瘙痒,腰痛	灸5~10壮,或10~30分钟	足太阳、少阳之络
32	次髎	第二骶后孔中	阳痿,遗精,月经不调,带下,阴挺,二便不利,下肢痿痹,腰痛	灸5~7壮,或10~20分钟	
33	中髎	第三骶后孔中	阳痿,遗精,月经不调,带下,阴挺,二便不利,淋浊,腰痛	灸3~7壮,或10~30分钟	足厥阴、少阳所结之会
34	下髎	第四骶后孔中	阳痿,遗精,月经不调,带下,小便不利,大便下血,阴痒	灸3~7壮,或10~20分钟	
35	会阳	尾骨下端两旁,背正中线旁开0.5寸	阳痿,遗精,月经不调,带下,脱肛,阴部瘙痒	灸10~20分钟	
36	承扶	臀下横纹正中	痔疾,尿闭,便秘,臀、腰、骶、股部痛,下肢不遂	灸3~5壮,或10~20分钟	
37	殷门	承扶穴下6寸	腰脊强痛,下肢酸痛、不遂		
38	浮郄	委阳穴上1寸处	腹痛,吐泻,便秘,臀股麻木,腘筋挛急	灸3~7壮,或5~20分钟	

编号	穴名	部 位	主 治	灸 法	备 注
39	委阳	委中外侧1寸处,当股二头肌腱内缘	小腹胀痛,痔疾,便秘,小便不利,遗尿,腰脊强痛,下肢挛痛	同 上	三焦合入于本穴,足太阳别络
40	委中	腘窝横纹中央	腹痛,吐泻,心腹绞痛,腰脊强痛,下肢挛痛,中风昏迷,半身不遂	灸3～5壮,或5～10分钟	足太阳之脉所入为合
41	附分	第二胸椎棘突下旁开3寸	颈项强痛,肩臂拘急,肘臂麻木	灸3～7壮,或10～30分钟	手、足太阳之会
42	魄户	第三胸椎棘突下旁开3寸	咳嗽,气喘,胸满,肺痨,项强肩背痛	灸3～7壮,或5～30分钟	
43	膏肓俞	第四胸椎棘突下旁开3寸	咳嗽,气喘,胸满,肺痨,盗汗,头晕目眩,健忘,遗精,四肢倦怠	灸5～10壮或10～50分钟	
44	神堂	第五胸椎棘突下旁开3寸	咳嗽,气喘,胸满,心痛,脊背强痛	灸3～7壮,或10～30分钟	
45	谚语	第六胸椎棘突下旁开3寸	咳嗽,气喘,胸满,热病汗不出,目眩,鼻衄,肩背痛	同 上	
46	膈关	第七胸椎棘突下旁开3寸	胸闷,噎嗝,呕吐,呃逆,饮食不下,背脊强痛	灸3～7壮,或10～20分钟	
47	魂门	第九胸椎棘突下旁开3寸	胸胁胀痛,呕吐,泄泻,食不下,胃痛,尸厥,背痛	同 上	
48	阳纲	第十胸椎棘突下旁开3寸	腹痛,泄泻,食不下,呕吐,小便不利,消渴,身热,目黄,背痛	同 上	

编号	穴名	部　　位	主　治	灸　法	备　注
49	意舍	第十一胸椎棘突下旁开3寸	腹痛,泄泻,食不下,呕吐,消渴,身热,目黄,背痛	灸 3～7壮,或10～30分钟	
50	胃仓	第十二胸椎棘突下旁开3寸	胃痛,腹胀满,水肿,食积,便秘,背痛	同　上	
51	肓门	第一腰椎棘突下旁开3寸	上腹痛,痞块,食积,便秘,腰痛,乳痛	灸 5～10壮或10～30分钟	
52	志室	第二腰椎棘突下旁开3寸	阳痿,遗精,饮食不消,水肿,带下,阴挺,二便不利,淋浊,腰痛	灸 5～10壮或10～30分钟	
53	胞肓	第二骶椎棘突下旁开3寸	腰脊痛,腹胀,肠鸣,遗尿,阴肿,尿闭,便秘	同　上	
54	秩边	胞肓穴直下方,约当骶管裂孔旁开3寸处	腰脊痛,下肢痿痹,二便不利,阴痛,尿闭,便秘	灸 3～7壮,或10～30分钟	
55	合阳	委中穴直下2寸,当腓肠肌二头之间	腰脊痛,下肢痿痹,疝痛,崩漏,带下,癫疾,阳痿	灸 3～5壮,或5～20分钟	
56	承筋	在腓肠肌中央,约当合阳穴与承阳穴连线的中点	腰背拘急,小腿跗痛痉挛,痔疾,便秘,鼻衄,头眩痛,霍乱转筋,癫疾	同　上	
57	承山	腓肠肌腹下方,委中穴与外踝尖凹陷处,约当委中穴下8寸	腰背拘急,小腿痛跗痛痉挛,痔疾,便秘,脚气,小儿惊厥,下肢不遂,脚跟痛	灸 3～7壮,或10～20分钟	

编号	穴名	部 位	主 治	灸 法	备 注
58	飞扬	昆仑穴直上7寸,腓骨后缘,当承山穴斜下外开约1寸处	腰背拘急,小腿痛,跗痛痉挛,头痛,鼻塞,鼻衄,目眩,癫狂,痔疾,脚气	同 上	足太阳之络,别走少阴
59	跗阳	昆仑穴直上3寸	下肢痿痹,腰骶痛,外踝红肿,头痛,目眩,痔痛,癫疾	灸3～5壮,或5～15分钟	阳跷之郄穴
60	昆仑	外踝与跟腱之间凹陷处	头痛,项强,目眩,鼻衄,疟疾,难产,小儿惊痫,腰背强痛	灸3～7壮,或10～20分钟	足太阳之脉所行为经
61	仆参	昆仑穴直下,跟骨下赤白肉际处	晕厥,癫痫,脚气,吐逆,足跟痛,腰痛,下肢痿弱	灸1～3壮,或5～10分钟	阳跷之本
62	申脉	足外踝下缘凹陷处	头痛,目眩,失眠,癫痫,中风不语,半身不遂,腰腿痛	灸3～5壮,或5～10分钟	阳跷脉所生,八脉交会穴之一
63	金门	外踝前下方,当骰骨外侧凹陷处	癫痫,晕厥,小儿惊风,霍乱转筋,少腹痛,暴疝,外踝痛,下肢酸痛	同 上	足太阳之郄穴,阳维之别属
64	京骨	第五跖骨粗隆下缘,赤白肉际处	癫痫,目翳,心悸,疟疾,项强,腰膝及下肢后侧痛	灸3～7壮,或5～15分钟	足太阳之脉所过为原
65	束骨	第五跖骨小头后缘,赤白肉际处	头痛,目眩,癫痫,疟疾,项强,腰背及下肢后侧痛	同 上	足太阳之脉所注为输
66	通谷	第五跖骨关节前下方赤白肉际处	头痛,目眩,癫痫,疟疾,项强,鼻衄	灸3～5壮,或5～10分钟	足太阳之脉所溜为荥
67	至阴	足小趾外侧,趾甲角后约0.1寸许	头痛,中风,目痛,鼻塞,鼻衄,难产,胎位不正,遗精	灸3～5壮,或5～30分钟	足太阳之脉所出为井

8. 足少阴肾经

1）循行

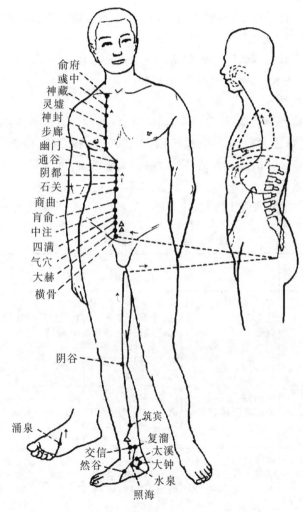

俞府
彧中
神藏
灵墟
神封
步廊
幽门
通谷
阴都
石关
商曲
肓俞
中注
四满
气穴
大赫
横骨

阴谷

涌泉

筑宾
复溜
太溪
交信
然谷
大钟
水泉
照海

图 8　足少阴肾经循行和腧穴示意图

足少阴肾经,起始于足小趾下端,斜行走向足心部之涌泉穴,出于舟骨粗隆下,沿着内踝的后边,进入足跟中,再向上行于小腿内侧,至腘窝之内侧,上股内侧后缘,通向脊柱里面,归属于肾脏,联络膀胱。

其直行的脉,从肾脏上行,通过肝脏和横膈,进入肺部,沿着喉咙,夹于舌根部。

其支脉,由肺部出来,联络心脏,注于胸中,与手厥阴心包经相连接(图8)。

2)病候

遗精,阳痿,遗尿,月经不调,咳嗽,气喘,咯血,黄疸,嗜睡,面色发黑,惊恐,烦心,心痛,饥不欲食,腹泻,头昏目眩,口舌干燥,咽喉肿痛,水肿,足心发热,腰脊酸痛,下肢无力,厥冷等。

3)腧穴

起于涌泉穴终于俞府,计27穴,左右共54穴(见表8与图8)。

表8　足少阴肾经腧穴表

编号	穴名	部　位	主　治	灸　法	备　注
1	涌泉	在足心,约当足底前1/3与中1/3交点处	头顶痛,眩晕,昏厥,中风,癫痫,小儿惊风,身热,咽喉痛,鼻衄,二便不利,足心热,五趾尽痛,疝气,泄泻	灸3~5壮或5~10分钟	足少阴之脉所出为井
2	然谷	足内踝前下方,舟骨粗隆下缘凹陷中	遗精,阳痿,月经不调,不孕,阴痒,阴挺,咯血,泄泻,疟疾,咽喉痛,足跗痛	同　上	足少阴之脉所溜为荥
3	太溪	内踝与跟腱之间凹陷处,平对内踝高点	咳逆上气,咯血,齿痛,咽喉痛,乳痈,消渴,遗精,阳痿,月经不调,遗尿,失眠,腰痛	同　上	足少阴之脉所注为输,肾之原穴

60

编号	穴名	部　位	主　治	灸　法	备　注
4	大钟	内踝后下方,跟腱内侧缘凹陷中	气喘,咯血,遗尿,小便不利,便秘,腹满,足跟肿痛,腰脊痛	灸 3 ~ 5 壮,或 5 ~ 15 分钟	足少阴之络穴,别走太阳
5	水泉	太溪穴直下 1 寸处	目视不明,月经不调,阴挺,小便不利,腹中痛	同　上	足少阴之郄穴
6	照海	内踝下 1 寸处	月经不调,阴挺,小便频数,半身不遂,疝气,难产,癫痫	同　上	阴跷脉所生,八脉交会之一
7	复溜	太溪穴直上 2 寸处,当跟腱之前缘	肠鸣,泄泻,腹胀,水肿,消渴,尿闭,盗汗,自汗,癫狂,带下	灸 3 ~ 5 壮,或 10 ~ 20 分钟	足少阴之脉所行为经
8	交信	胫骨内侧缘的后方,当复溜穴前0.5寸处	睾丸肿痛,月经不调,阴挺,崩漏,痢疾,下肢内侧肿痛,便秘	同　上	阴跷之郄穴
9	筑宾	太溪穴上 5 寸,当腓肠肌内下方	癫狂,疝痛,腹痛,遗尿,小腿内侧痛,腓肠肌痉挛	同　上	阴维之郄穴
10	阴谷	腘窝内侧,当半腱肌腱与半膜肌腱之间	阳痿,疝痛,腹痛,遗尿,小腿内侧痛,阴囊湿痒	同　上	足少阴之脉所入为合
11	横骨	曲骨穴旁开 0.5 寸	遗精,阳痿,月经不调,阴痒,阴挺,脱肛,疝气,经闭	灸 3 ~ 5 壮,或 10 ~ 30 分钟	足少阴、冲脉之会
12	大赫	中极穴旁开 0.5 寸	遗精,阳痿,月经不调,带下,阴部痛,阴挺	同　上	同　上
13	气穴	关元穴旁开 0.5 寸	月经不调,带下,不孕症,痛经,小便不利,泄泻	同　上	同　上

编号	穴名	部　　位	主　　治	灸　法	备　注
14	四满	石门穴旁开0.5寸	月经不调,带下,小便不利,泄泻,遗精,子宫出血	同　上	同　上
15	中注	阴交穴旁开0.5寸	腹痛,便秘,小便不利,月经不调,痛经	灸3～5壮,或10～30分钟	同　上
16	肓俞	脐中旁开0.5寸	腹痛,便秘,小便不利,月经不调,痛经,呃逆,呕吐	同　上	同　上
17	商曲	下脘穴旁开0.5寸	胃痛,腹满,泄泻,便秘,腹中积聚,疝痛	同　上	同　上
18	石关	建里穴旁开0.5寸	胃痛,呃逆,呕吐,便秘,月经不调,痛经,	灸3～7壮,或10～30分钟	同　上
19	阴都	中脘穴旁开0.5寸	腹痛,腹胀,肠鸣,泄泻,心下烦闷,疟疾,大便难	灸3～8壮,或10～30分钟	同　上
20	通谷	上脘穴旁开0.5寸	腹痛,腹胀,肠鸣,泄泻,心悸	同　上	同　上
21	幽门	脐中上6寸,前正中线旁开0.5寸	腹痛,泄泻,呕吐,腹胀	灸3～5壮,或10～20分钟	同　上
22	步廊	中庭穴旁开2寸,第五肋间隙处	咳嗽,气喘,胸满,呕吐,乳痈	灸3～5壮,或5～20分钟	
23	神封	中穴旁开2寸,第四肋间隙处	咳嗽,气喘,胸满,呕吐,乳痈,不嗜食	同　上	
24	灵墟	玉堂穴旁开2寸,第三肋间隙处	咳嗽,气喘,胸满,呕吐,乳痈,痰多	同　上	
25	神藏	紫宫穴旁开2寸,第二肋间隙处	咳嗽,气喘,胸痛,心悸,烦满,不嗜食	同　上	

62

编号	穴名	部　　位	主　　治	灸法	备　注
26	或中	华盖穴旁开2寸,第一肋间隙处	同　上	同　上	
27	俞府	璇玑穴旁开2寸,锁骨下缘凹陷处	咳嗽,气喘,胸痛,腹胀,呕吐,不嗜食	同　上	

9. 手厥阴心包经

1)循行

手厥阴心包经,起始于胸中,出来归属于心包络,向下通过横膈,由胸至腹依次联络上、中、下三焦。

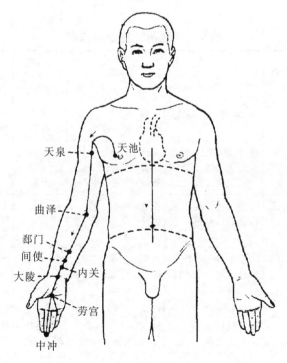

图9　手厥阴心包经循行和腧穴示意图

其支脉,从胸中分出,经胸部,出于胁,下行至腋下 3 寸处,上行抵腋窝,沿上臂内侧,行于手太阴经和手少阴经之间,进入肘窝中,向下沿前臂掌侧的掌长肌腱与桡侧腕屈肌腱之间,进入手掌中,循中指到指端的中冲穴。

又一支脉,从掌中劳宫穴分出,沿无名指尺侧而到达指端关冲穴,与手少阳三焦经相连接(图9)。

2)病候

心痛,心悸,心烦,胸闷,癫狂,面赤,目黄,腋下肿,手心热,上肢拘急、酸痛。

3)腧穴

起于天池穴终于中冲穴,计 9 穴,左右共 18 穴(见表9与图9)。

表9 手厥阴心包经腧穴表

编号	穴名	部 位	主 治	灸 法	备注
1	天池	乳头外侧旁开 1 寸,当第四肋间隙	胸闷,胁痛,咳嗽,气喘,心痛,乳少,乳痛,腋下痛	灸 3 ~ 5 壮,或10 ~ 20分钟	手足厥阴、手足少阳之会
2	天泉	腋纹头下寸,当肱二头肌的二头之间	咳嗽,心悸,心痛,乳少,乳痛,上臂内侧痛,呃逆	灸 3 ~ 5 壮,或5 ~ 10分钟	
3	曲泽	肘横纹上,肱二头肌腱的尺侧缘	胃痛,呕吐,恶心,腹痛,腹泻,心痛,心悸,身热	同 上	手厥阴之脉所入为合
4	郄门	腕横纹上 5 寸,当掌长肌腱和桡侧腕屈肌腱之间	胃痛,心痛,心悸,衄血,呕血,癫痫,呃逆,乳痛	灸 3 ~ 7 壮,或5 ~ 15分钟	手厥阴之郄穴
5	间使	腕横纹上 3 寸,当掌长肌腱和桡侧腕屈肌腱之间	胃痛,心痛,心悸,热病,癫狂,痫症,臂痛,肘挛	灸 3 ~ 7 壮,或10 ~ 20分钟	手厥阴之脉所行为经

编号	穴名	部　位	主　治	灸　法	备　注
6	内关	腕横纹上2寸,当掌长肌腱和桡侧腕屈肌腱之间	胃痛,心痛,胸痛,胸闷心悸,呕吐,呃逆,上肢痹痛,偏瘫,失眠,眩晕,癫痫	灸3～5壮,或5～15分钟	手厥阴之络穴,别走少阳;八脉交会穴之一
7	大陵	腕横纹正中凹陷处,当掌长肌腱和桡侧腕屈肌腱之间	胃痛,心痛,胸痛,胸闷,心悸,呕吐,呃逆,肘臂痛	同　上	手厥阴之脉所注为输
8	劳宫	第二、三掌骨之间,当屈肘握拳时,中指指尖所点处	心痛,癫狂,呕吐,中风昏迷,中暑,小儿惊厥,手指麻木,手掌多汗,鼻衄	同　上	手厥阴之脉所溜为荥
9	中冲	手中指尖端之中点,当指甲前约0.1寸	心痛,癫痫,呕吐,中风昏迷,中暑,惊厥,掌中热	灸5～10分钟	手厥阴之脉所出为井

10. 手少阳三焦经

1)循行

手少阳三焦经,起始于无名指尺侧端之关冲穴,向上出于第四、五掌骨之间,沿着手背到腕部,上行尺骨和桡骨之间,通过肘尖,沿着上臂外侧,向上到达肩部,交出足少阳经的后面,向前进入锁骨上窝,分布于胸中,联络心包,向下通过横膈,依次归属于上、中、下三焦。

其支脉,从胸中向上,浅出于锁骨上窝,上行到项部,沿着耳后直上,出于耳上角,然后屈曲向下到达面颊部,直至目眶下。

另一条支脉,由耳后之翳风穴进入耳中,复出走向耳前,与前脉相交叉于面颊部,至目外眦的丝竹空穴,与足少阳胆经相连接(图10)。

2）病候

耳聋,咽喉肿痛,目外眦痛,颊肿,耳后、肩、臂、肘外侧痛,无名指不能运动,汗出,遗尿,水肿。

3）腧穴

起于关冲终于丝竹空,计23穴,左右共46穴(见表10与图10)。

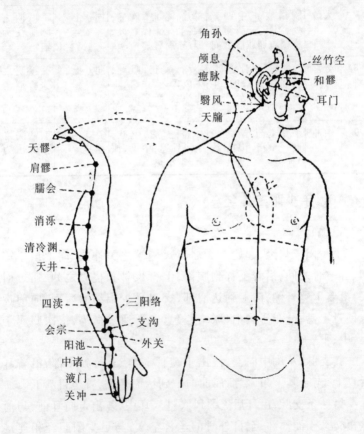

图 10　手少阳三焦经循行和腧穴示意图

表10 手少阳三焦经腧穴表

编号	穴名	部位	主治	灸法	备注
1	关冲	无名指尺侧端,指甲角后0.1寸许	热病,头痛,目赤,咽喉肿痛,耳鸣,舌强,昏厥	灸 5～10分钟	手少阳之脉所出为井
2	液门	手背第四、五指缝间,掌指关节前凹陷处	热病,头痛,目赤,咽喉肿痛,耳鸣,疟疾,手臂痛	灸 3～5壮,或 5～10分钟	手少阳之脉所溜为荥
3	中渚	手背第四、五掌骨间,掌指关节后凹陷处	热病,头痛,目赤,咽喉肿痛,耳鸣,手指不能屈伸	灸 3～5壮,或 5～15分钟	手少阳之脉所注为输
4	阳池	尺腕关节部,当指总伸肌腱之尺侧凹陷处	目赤,咽喉肿痛,耳鸣,疟疾,腕痛,消渴	灸 2～3壮,或 5～10分钟	手少阳之脉所过为原
5	外关	阳池穴上2寸,当尺桡骨之间	热病,头痛,目赤,咽喉肿痛,耳鸣,瘰疬,上肢痹痛	灸 3～7壮,或 10～20分钟	手少阳之络穴,别走厥阴
6	支沟	阳池穴上3寸,当尺桡骨之间	耳鸣,耳聋,暴喑,瘰疬,胁肋痛,便秘,热病	灸 3～7壮,或 10～30分钟	手少阳之脉所行为经
7	会宗	支沟穴尺侧旁开一横指处,当尺桡骨之桡侧缘	耳聋,癫痫,上肢痹痛	同　上	手少阴之郄穴
8	三阳络	阳池穴上4寸,当尺桡骨之间	耳聋,暴喑,齿痛,上肢痹痛	同　上	
9	四渎	肘尖下方5寸,当尺桡骨之间	耳聋,暴喑,齿痛,上肢痹痛、不遂,头痛,眩晕	同　上	
10	天井	尺骨鹰嘴上方1寸凹陷处	头痛,目痛,喉痛,耳聋,疟疾,瘰疬,颈项及肩臂痛	同　上	手少阳之脉所入为合
11	清冷渊	天井穴上1寸处	头痛,颈项及肩臂痛,目黄	同　上	

编号	穴名	部　位	主　治	灸　法	备　注
12	消泺	清冷渊与臑会连线的中点处,在臂外侧	头痛,颈项强痛,齿痛,癫痫,臂痛	灸 3 ~ 5 壮,或 5 ~ 25 分钟	
13	臑会	肩髎穴直下 3 寸,当三角肌后缘处	气瘿,项强,肩臂痛	同　上	手少阳、阳维之会
14	肩髎	在肩部,肩髃后约 1 寸处,肩峰突起后端下方凹陷处	肩臂酸沉、疼痛,上肢不遂	灸 3 ~ 5 壮,或 5 ~ 25 分钟	
15	天髎	肩井穴与曲垣穴连线之中点,当肩胛骨上角处	颈项强痛,肩臂痛,上肢不遂	同　上	手足少阳、阳维之会
16	天牖	乳突后下方,胸锁乳突肌后缘,天容与天柱之间	头晕,面肿,暴聋,耳鸣,目痛,咽喉痛,项强,多梦	灸 1 ~ 3 壮,或 5 ~ 10 分钟	手足少阳之会
17	翳风	耳垂之后,乳突与下颌角之间凹陷处	耳鸣,耳聋,颊肿,口噤,齿痛,口眼歪斜,瘰疬	灸 3 ~ 5 壮,或 5 ~ 20 分钟	
18	瘈脉	乳突之中央,当翳风穴与角孙穴连线中、下 1/3 交界处	耳鸣,耳聋,头痛,小儿惊风	不宜灸	《千金》禁灸
19	颅息	耳后,当翳风穴与角孙穴连线中、上 1/3 交界处	耳鸣,耳聋,头痛,耳中流脓,小儿惊风,呕吐	灸 3 ~ 5 分钟	
20	角孙	耳尖正上方入发际处	疰腮,齿痛,目翳,项强,头痛,耳廓红肿,目赤肿痛	灸 1 ~ 3 壮,或 5 ~ 10 分钟	手足少阳、手太阳之会
21	耳门	耳屏切迹之前方,张口呈现凹陷处	耳鸣,耳聋,头痛,耳中流脓,齿痛,头颌痛	同　上	《甲乙》耳中有脓者禁灸

编号	穴名	部　位	主　治	灸　法	备　注
22	和髎	耳门穴前上方,鬓角后缘,当颞浅动脉处	头痛,颈颔肿,齿痛,口眼歪斜,耳鸣,牙关拘急	灸 3 ～ 5 分钟	手足少阳、手太阳之会
23	丝竹空	眉毛外端凹陷处	头痛,眩晕,近视,口眼歪斜,癫狂痫,目赤肿痛	灸 3 ～ 5 分钟	《甲乙》禁灸

11. 足少阳胆经

1) 循行

足少阳胆经,起始于目外眦瞳子髎穴,向上到达额角部之颔厌穴,下行至耳后风池穴,沿着头颈,行走于手少阳经之前面,到肩上在第七颈椎棘突下(大椎)左右相交,退回来,向前进入锁骨上窝。

其支脉,从耳后进入耳中,出来走在耳前,至目外眦之后方;

其另一条支脉,从目外眦分出,下行到达大迎穴,折行与手少阳经会合,一起到达目眶下部,下经下颌角部的颊车穴,至颈部与前入锁骨上窝之脉相会合,复下进入胸中,通过横膈,联络肝脏,归属于胆,沿着胁肋的里边,出于腹股沟中央的气街穴,绕过阴部毛际,横入股骨大转子部。

其直行的脉,从锁骨上窝部,向下行于腋窝下,沿着侧胸部,经过季胁,与前进入股骨大转子部的脉相会合,再向下到达腓骨的前面,直下到达腓骨下端,浅出外踝前下方,沿足跗部,进入足第四趾外侧端的窍阴穴。

其又一条支脉,由足跗部之足临泣穴分出,沿第一、二跖骨之间,出足拇趾外侧端,回过来贯穿趾甲部分的丛毛,与足厥阴肝经相连接(图11)。

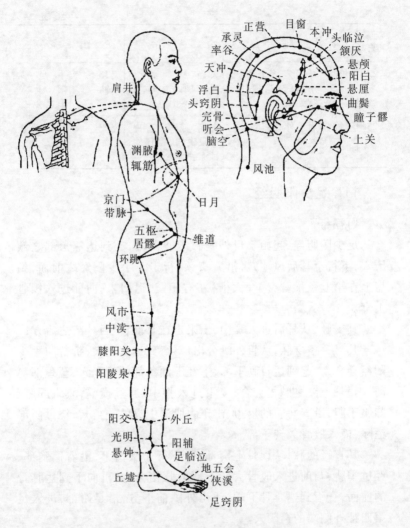

图 11　足少阳胆经循行和腧穴示意图

2) 病候

口苦,往来寒热,善太息,胁痛,偏头痛,锁骨上窝肿痛,腋下

痛,瘰疬,目外眦痛,颔肿,目眩,面色灰暗,下肢外侧酸痛,足第四
趾不能运动。

3)腧穴

起于瞳子髎终于窍阴,计44穴,左右共88穴(见表11与图
11)。

表11　足少阳胆经腧穴表

编号	穴名	部　位	主　治	灸　法	备　注
1	瞳子髎	目外眦角外侧约0.5寸处凹陷中	头痛,目赤肿痛,目翳,视力减退,口眼歪斜	灸1~3壮,或5~10分钟	手足少阳、手太阳之会
2	听会	听宫穴直下,当耳屏切迹前凹陷处,张口取之	耳鸣,耳聋,齿痛,口眼歪斜,耳中流脓,腮肿	灸3~5壮,或5~10分钟	
3	上关	耳前颧弓上缘,下关穴直上凹陷处	耳鸣,耳聋,齿痛,口眼歪斜,惊痫,下颔关节痛	灸3~5壮,或5~15分钟	手足少阳、足阳明之会
4	颔厌	头维穴下后约1寸,入发际处	偏头痛,齿痛,面肿,癫痫,耳鸣,目眩,口眼歪斜	灸1~3壮,或5~15分钟	同　上
5	悬颅	头维穴与曲鬓穴的中点,鬓发弧形连线的中点	偏头痛,齿痛,面肿,目外眦赤痛,鼻衄,身热烦满	灸2~3壮,或5~10分钟	手足少阳、手阳明之会
6	悬厘	悬颅穴与曲鬓穴的中点,鬓角的下际	偏头痛,面肿,目外眦赤痛,耳鸣,热病汗不出	同　上	手足少阳、阳明之会
7	曲鬓	耳前上方鬓发内,约当角孙穴前一横指	偏头痛,口眼歪斜,呕吐,牙关紧闭,颔颊肿	灸3~5壮,或5~15分钟	足少阳、太阳之会
8	率谷	耳尖上方,入发际1.5寸处	偏头痛,耳聋,目疾,耳鸣,目眩,烦满呕吐	同　上	同　上

编号	穴名	部　位	主　治	灸　法	备　注
9	天冲	耳廓后上方,入发际2寸,率谷后约0.5寸处	头痛,齿龈肿痛,癫痛,惊恐,眩晕	同　上	同　上
10	浮白	天冲穴后下方约1寸处	头痛,耳鸣,耳聋,气瘿,颈项肿痛,目痛,胸满喘息	同　上	同　上
11	窍阴	乳突后上方,浮白穴下约1寸处	头痛,耳鸣,耳聋,耳中肿痛,颈项肿痛,目痛	同　上	同　上
12	完骨	乳突后下方凹陷处	头痛,耳中肿痛,颈项肿痛,癫痫,口噤不开,烦心	同　上	同　上
13	本神	神庭穴旁开3寸处	头痛,目眩,胸胁痛,癫痫,颈项肿痛,小儿惊痫	同　上	足少阳、阳维之会
14	阳白	前额眉毛中央上1寸,直对瞳孔处	前额痛,目眩,目赤肿痛,眼睑下垂,口眼歪斜,呕吐	灸2~3壮,或5~10分钟	手足少阳、阳明、阳维之会
15	头临泣	阳白穴直上,入发际五分许	头痛,目眩,目痛,目翳,中风,昏厥,鼻塞,癫痫	灸2~4壮,或5~10分钟	足少阳、太阳、阳维之会
16	目窗	头临泣穴直上1.5寸,当头临泣与风池的连线上	头痛,目眩,目痛,目翳,中风,昏厥,鼻塞,癫痫	灸3~5壮,或5~10分钟	足少阳、阳维之会
17	正营	目窗穴直上1.5寸,当头临泣与风池的连线上	头痛,目眩,齿痛,呕吐	灸3~5壮,或5~10分钟	足少阳、阳维之会
18	承灵	正营穴直上1.5寸,当头临泣与风池的连线上	头痛,目眩,鼻塞流涕,鼻衄,发热恶寒	灸3~5壮,或5~10分钟	足少阳、阳维之会
19	脑空	风池穴直上与脑户相平处	头痛,目眩,癫痫,颈项痛	同　上	同　上

编号	穴名	部　位	主　治	灸　法	备　注
20	风池	枕骨粗隆直下,当胸锁乳突肌与斜方肌上端凹陷处	头痛,目眩,目痛,颈项痛,感冒,疟疾,癫痫,中风不语,半身不遂,耳鸣,耳聋	灸 3 ~ 7 壮,或 5 ~ 15 分钟	手足少阳、阳维之会
21	肩井	大椎穴与肩峰连线的中点	目眩,中风不语,半身不遂,瘰疬,手臂不举,难产	灸 3 ~ 7 壮,或 10 ~ 30 分钟	手足少阳、足阳明、阳维之会
22	渊液	腋窝下 3 寸,当腋中线上	腋下肿,胸满,胁痛,恶寒发热,肩臂不举	灸 5 ~ 10 分钟	《甲乙》禁灸
23	辄筋	渊液穴前 1 寸处	胸中爆满,气喘,呕吐,胁痛,四肢不遂	灸 3 ~ 5 壮,或 5 ~ 10 分钟	足少阳、太阳之会
24	日月	期门穴直下 1.5 寸	胁肋疼痛,吞酸,呕吐,黄疸,呃逆,胃脘痛	灸 3 ~ 5 壮,或 10 ~ 20 分钟	足太阴、少阳、阳维之会
25	京门	第十二肋骨游离端之下际	腹痛,腹胀,肠鸣,泄泻,呕吐,小便不利,胁腰痛	灸 3 ~ 7 壮,或 10 ~ 30 分钟	肾之募穴
26	带脉	第十一肋骨端直下,与脐相平处	月经不调,带下,阴挺,腹痛,便秘,腰痛	灸 3 ~ 7 壮,或 10 ~ 30 分钟	足少阳、带脉之会
27	五枢	髂前上棘前方,带脉穴直下 3 寸,与关元穴相平	阴挺,腹痛,便秘,腰痛,疝气,带下	灸 3 ~ 7 壮,或 10 ~ 30 分钟	足少阳、带脉之会
28	维道	髂前上棘前下方,五枢穴前下 0.5 寸	阴挺,腹痛,便秘,腰痛,疝气,带下,呕吐	灸 3 ~ 7 壮,或 10 ~ 30 分钟	足少阳、带脉之会
29	居髎	侧卧,当髂前上棘与大转子最高处连线的中点	月经不调,带下,下肢不遂,腰胯痛	灸 3 ~ 7 壮,或 10 ~ 30 分钟	足少阳、阳跷之会

编号	穴名	部位	主治	灸法	备注
30	环跳	侧卧屈股取穴,当股骨大转子最高点与骶管裂孔连线的外1/3与内2/3交点	下肢不遂,腰胯痛,下肢痿痹,瘾疹	灸5~10壮,或10~50分钟	足少阳、太阳之会
31	风市	大腿外侧中线上,当膝窝部横纹直上7寸处	下肢不遂,腰胯痛,下肢痿痹,瘾疹,浑身瘙痒	灸5~7壮,或5~30分钟	
32	中渎	风市穴直下2寸	下肢不遂,下肢痿痹,脚气	同 上	
33	膝阳关	阳陵泉穴上3寸,当膝外侧,筋骨之间取之	下肢不遂,下肢痿痹,屈伸不利,脚气	灸3~5壮,或5~20分钟	《甲乙》禁不可灸
34	阳陵泉	腓骨小头前下方的凹陷处	胸胁胀满,口苦,呕吐,黄疸,下肢痿痹,虚劳,肩痛	灸3~7壮,或10~30分钟	足少阳之脉所入为合
35	阳交	外踝高点上7寸,当腓骨后缘	胸满,胁痛,面肿,癫狂,喘息,下肢酸痛,下肢不遂	灸3~7壮,或10~20分钟	阳维之郄穴
36	外丘	外踝高点上7寸,当腓骨前缘,阳交穴之前方	胸胁胀满,颈项强痛,癫痫,脚气,下肢酸痛,下肢不遂	灸3~7壮,或10~20分钟	足少阳之郄穴
37	光明	外踝高点上5寸,当腓骨前缘	下肢酸痛,下肢不遂,目疾,乳胀痛	灸3~5壮,或5~25分钟	足少阳之络穴,别走厥阴
38	阳辅	外踝高点上4寸,当腓骨前缘	偏头痛,目痛,腋肿,瘰疬,疟疾,脚气,下肢外侧痛	灸3~7壮,或10~20分钟	足少阳之脉所行为经
39	悬钟	外踝高点上3寸凹陷中	胸胁胀满,颈项强痛,偏头痛,落枕,下肢不遂,瘰疬	灸3~7壮,或10~20分钟	足三阳经之大络,髓会悬钟

74

编号	穴名	部　　位	主　　治	灸　法	备　注
40	丘墟	外踝前下方凹陷处	胸胁胀满,颈项强痛,腋下肿痛,外踝肿痛,下肢痿痹	灸 3 ~ 5 壮,或 5 ~ 15 分钟	足少阳之脉所过为原
41	足临泣	第四、五跖骨结合部前下方凹陷处,当小趾伸肌腱的外侧	头痛,目眩,瘰疬,乳痈,胁肋痛,疟疾,月经不调,足背肿痛,厥逆	灸 3 ~ 5 壮,或 5 ~ 15 分钟	足少阳之脉所注为输,八脉交会穴之一
42	地五会	足第四、五跖骨间,当小趾伸肌腱的内侧	目赤肿痛,腋下肿,内伤吐血,乳痈,耳鸣,足背痛	灸 1 ~ 3 壮,或 5 ~ 10 分钟	《甲乙》不可灸
43	侠溪	足第四、五跖骨间后 0.5 寸,趾跖关节前	偏头痛,目眩,耳鸣,热病,咯血,月经不调,狂疾	灸 1 ~ 3 壮,或 5 ~ 10 分钟	足少阳之脉所溜为荥
44	足窍阴	第四趾外侧端,趾甲角后 0.1 寸许	偏头痛,目眩,耳鸣,热病,足背肿痛,舌强,月经不调	灸 1 ~ 3 壮,或 3 ~ 5 分钟	足少阳之脉所出为井

12. 足厥阴肝经

1)循行

　　足厥阴肝经,起始于足大趾爪甲后丛毛边际的大敦穴,沿着足跗部向上,经过内踝前 1 寸之中封穴,向上沿着胫骨内缘,至内踝上 8 寸处交出于足太阴脾经之后,上行过膝内侧,沿着股内侧中线,进入阴毛中,绕过阴部,到达小腹部,夹胃两旁,归属于肝脏,联络胆,向上通过横屄,分布于胁肋部,沿着喉咙的后边,向上进入鼻咽部,连接于"目系",再向上经过额部,与督脉交会于头顶部。

　　其支脉,从目系分出下行颊里,环绕口唇里面。

　　另一条支脉,再从肝脏分出,通过横膈,向上输注于肺脏,再与手太阴肺经相连接(图 12)。

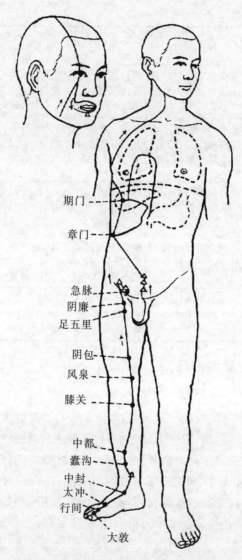

期门 ---

章门 ---

急脉 ---
阴廉 ---
足五里 ---

阴包 ---
风泉 ---

膝关 ---

中都 ---
蠡沟 ---
中封 ---
太冲 ---
行间 ---

大敦 ---

图 12 足厥阴肝经循行和腧穴示意图

2）病候

腰痛,疝气,胸满,腹泻,呕吐,呃逆,胁胀痛,尿闭,遗尿,面色灰暗,咽干,妇女少腹痛,遗精等。

3）腧穴

起于大敦,终于期门,计14穴,左右共28穴（见表12与图12）。

表12 足厥阴肝经腧穴表

编号	穴名	部 位	主 治	灸法	备注
1	大敦	足大趾外侧端,趾甲角旁0.1寸	疝气,阴挺,月经不调,崩漏,遗尿,癫痫,腹脐痛,嗜睡	灸3～5壮,或5～15分钟	足厥阴之脉所出为井
2	行间	足第一、二趾缝间,趾蹼缘后0.5寸许	头痛,眩晕,失眠,耳鸣,胸胁痛,心痛,呕逆,腹痛,月经不调,崩漏,遗尿,小儿惊风	灸3～5壮,或5～15分钟	足厥阴之脉所溜为荥
3	太冲	行间穴后约1.5寸,当足第一、二跖骨结合部	头痛,眩晕,失眠,耳鸣,咽喉痛,月经不调,崩漏,遗尿,癫痫,足趾挛痛,阴肿	灸3～5壮,或5～15分钟	足厥阴之脉所注为输
4	中封	足内踝前1寸,当胫骨前肌腱的凹陷处	疝气,遗精,小便不利,小腹痛,膝踝肿痛,疟疾,目黄	灸3～5壮,或5～15分钟	足厥阴之脉所行为经
5	蠡沟	足内踝最高点直上5寸,胫骨内侧缘	疝气,阴挺,月经不调,崩漏,阳痿,小便不利,子宫出血	灸3～7壮,或5～20分钟	足厥阴之络穴,别走少阳
6	中都	蠡沟穴直上2寸处,胫骨内侧缘	疝气,阴暴痛,月经不调,崩漏,产后恶露不净,下肢不遂	灸3～7壮,或5～20分钟	足厥阴之郄穴
7	膝关	阴陵泉穴后方1寸许	膝内侧痛,腹痛胀满,咽喉肿痛	灸3～5壮,或5～15分钟	

编号	穴名	部位	主治	灸法	备注
8	曲泉	屈膝,在膝内侧横纹头上方的凹陷处	疝气,阴挺,阳痿,遗精,小便不利,小腹痛,膝股内侧痛	灸3~5壮,或5~20分钟	
9	阴包	股骨内上髁直上4寸	月经不调,遗尿,小便不利,腰骶痛引少腹	灸3~5壮,或5~15分钟	足厥阴之脉所入为合
10	足五里	气冲穴下3寸	遗尿,小便不利,嗜卧,股内侧痛,阴囊湿痒	同 上	
11	阴廉	气冲穴下2寸	月经不调,疝气,股内侧痛	同 上	
12	急脉	耻骨结节之下外侧,前正中线旁开2.5寸	疝气,阴挺,茎中痛,外阴部痛,股内侧痛	同 上	
13	章门	在侧腹,当第十一浮肋游离端前下缘	胸胁痛,胃脘痛,腹胀,泄泻,呕吐,完谷不化,肠鸣,呃逆	灸3~7壮,或10~30分钟	足厥阴、少阳之会,脾之募穴
14	期门	在乳中线上,当第六肋间隙,乳头下两肋	胸胁痛,胃脘痛,腹胀,泄泻,疟疾,肝炎,妇人热入血室	灸3~5壮,或10~25分钟	足厥阴、太阴、阳维之会

(二)奇经八脉和腧穴

奇经八脉,是指十二经脉之外而具有特殊作用的八条经脉。由于它们的循行路径不同于十二经脉,并且与脏腑没有直接的相互络属关系,相互之间也没有表里配合,故称"奇经"。奇经八脉包括督脉、任脉、带脉、阳跷脉、阴跷脉、阳维脉、阴维脉。其中除了督脉、任脉有固定的腧穴外,其余六条经脉本经都没有腧穴,而是交会于其他经脉之中。奇经八脉交叉贯穿于十二经脉之间,具有调节经脉气血的作用。

1. 督脉

1) 循行

督脉,起始于小腹内,向下出会阴部,向后沿着脊柱里面上行,直达项后风府穴而进入脑内,并由项沿着头部正中线,上达头顶,经过前额下行至鼻柱下方(图13)。

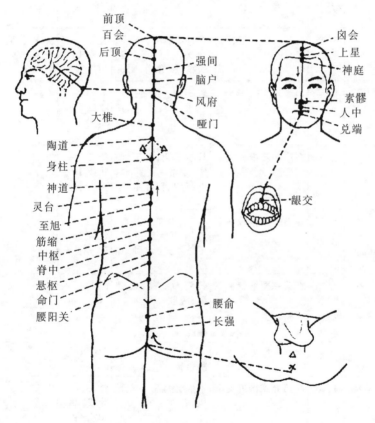

图13　督脉循行和腧穴示意图

79

2)病候

角弓反张,脊柱强痛,头重,眩晕,冲心痛,不孕症,尿闭,遗尿,痔疾,小儿惊厥,嗌干等。

3)腧穴

起于长强穴,终于龈交穴,计28穴(见表13与图13)。

表 13　督脉腧穴表

编号	穴名	部　位	主　治	灸　法	备　注
1	长强	尾骨尖端与肛门之中点	癫痫,惊风,痔疾,痢疾,脱肛,阳痿,遗精,腰脊痛,阴挺	灸 3 ~ 5 壮或 10 ~ 30 分钟	督脉、足少阴、少阳之会
2	腰俞	当骶管裂孔中	癫痫,痔疾,便血,遗尿,月经不调,遗精,下肢不遂,腰脊痛	灸 3 ~ 5 壮或 10 ~ 30 分钟	
3	阳关	在第四腰椎棘突下	月经不调,带下,阳痿,遗精,腰胯痛,下肢酸痛、麻木、不仁	灸 3 ~ 7 壮或 10 ~ 30 分钟	
4	命门	在第二腰椎棘突下	头痛,耳鸣,失眠,遗精,阳痿,带下,下肢不遂,水肿,痛经	灸 3 ~ 7 壮或 10 ~ 30 分钟	
5	悬枢	在第一腰椎棘突下	腰脊痛,腹痛,泄泻,脱肛	同　上	
6	脊中	在第十一胸椎棘突下	癫痫,泄泻,脱肛,痔疾,腰脊痛	同　上	
7	中枢	在第十胸椎棘突下	胃痛,腹胀,食积,腰脊痛	同　上	
8	筋缩	在第九胸椎棘突下	胃痛,癫痫,小儿惊风,脊强	灸 3 ~ 7 壮或 10 ~ 30 分钟	

编号	穴名	部 位	主 治	灸 法	备 注
9	至阳	在第七胸椎棘突下	咳嗽,气喘,胸胁支满,胃寒不欲食,脊强,四肢倦怠,疟疾	同 上	
10	灵台	在第六胸椎棘突下	咳嗽,气喘,疟疾,胃痛,脊强	同 上	
11	神道	在第五胸椎棘突下	心悸,健忘,癫痫,咳嗽,身热头痛,背脊强痛	灸 3~7 壮或 5~30 分钟	
12	身柱	在第三胸椎棘突下	咳嗽,气喘,疟疾,癫痫,目眩,小儿惊风,中风,背脊强痛	同 上	
13	陶道	在第一胸椎棘突下	热病,头痛,疟疾,癫痫,狂证,虚劳,目眩,瘾疹,背脊强痛	同 上	足太阳、督脉之会
14	大椎	在第七颈椎棘突下	咳嗽,气喘,热病,咽喉痛,疟疾,胸痛,背脊强痛,中暑	同 上	手足三阳、督脉之会
15	哑门	在项后入发际正中0.5 寸许	聋哑,中风不语,暴喑,癫痫,狂证,头痛,项强,角弓反张	慎灸	阳维、督脉之会《甲乙》禁灸
16	风府	在项后入发际正中1 寸许	头痛,眩晕,聋哑,中风不语,失音,半身不遂,四肢麻木	慎灸	足太阳、阳维、督脉之会
17	脑户	风府穴直上 1.5寸,当枕骨粗隆的上方	头痛,眩晕,失眠,目不明,癫痫,项强	灸 1~3壮或 5~10 分钟	足太阳、督脉之会《甲乙》禁灸
18	强间	脑户穴直上 1.5寸,当风府穴与百会穴中点	头痛,眩晕,失眠,癫狂,呕吐,项强	灸 3~5壮或 5~10 分钟	

编号	穴名	部 位	主 治	灸 法	备注
19	后项	强间穴上1.5寸	头痛,眩晕,癫狂,头项强急	同 上	
20	百会	头部正中与两侧耳廓尖连线交叉点	头痛,眩晕,耳鸣,失眠,癫痫,中风,脱肛,半身不遂,口噤	灸3~5壮或5~10分钟	手足三阳、足厥阴、督脉之会
21	前顶	百会前1.5寸处	头痛,眩晕,头顶痛,小儿惊风,水肿,鼻塞	灸3~5壮或5~10分钟	
22	囟会	百会前3寸,当前发际后2寸处	头痛,眩晕,鼻塞,鼻衄,惊悸,卒中,面肿	灸3~5壮或5~10分钟	
23	上星	前发际后1寸处	头痛,眩晕,鼻塞,鼻衄,小儿惊风,热病汗不出,癫痫	灸3~5壮或5~10分钟	《外台》不宜多灸
24	神庭	前发际后0.5寸处	头痛,眩晕,失眠,癫狂痫,卒中,角弓反张,鼻塞,鼻衄	灸3~5壮或5~10分钟	足太阳、阳明、督脉之会
25	素髎	鼻头尖端正中处	昏厥,低血压,鼻塞,鼻衄,小儿惊风,心动过缓	灸5~10分钟	《甲乙》禁灸
26	人中	人中沟中央近鼻处	中风,昏厥,中暑,急惊风,癫狂痫,惊悸,口眼歪斜,腰脊痛	灸1~5壮或5~10分钟	手足阳明、督脉之会
27	兑端	上唇尖端,当人中沟与口唇连接处	癫狂,齿痛,鼻塞,黄疸,呕吐,目翳,昏厥,舌干	慎灸	
28	龈交	上唇与上齿龈之间,当上唇系带中	癫狂,齿痛,急性腰扭伤,心烦,鼻塞,黄疸	慎灸	足阳明、任脉、督脉之会

2．任脉

1）循行

任脉,起始于小腹内,向下出于会阴部,再上至阴毛部,而入腹内,沿腹部正中线,直达咽喉部,再经下唇内,环绕口唇,通过面部,而进入目下(图14)。

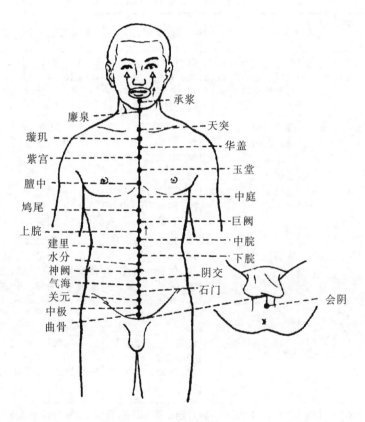

图 14 任脉循行和腧穴示意图

2)病候

疝气,月经不调,带下,流产,不孕症,少腹肿块,遗尿,小便不利,遗精,阴中痒痛等。

3)腧穴

起于会阴穴,终于承浆穴,计24穴(见表14与图14)。

表14　任脉腧穴表

编号	穴名	部　位	主　治	灸　法	备　注
1	会阴	男子当阴囊与肛门之间,女子当肛门与阴唇后联合之间	阴中痒痛,月经不调,遗尿,小便不利,遗精,阴挺,痔疾,阴汗,溺水昏迷	灸3~5壮或10~30分钟	督脉、冲脉之会,任脉别络
2	曲骨	腹部正中线上,当耻骨联合上方	月经不调,带下,痛经,阴挺,阴中痒痛,遗精,阳痿,疝气,遗尿	灸5~10壮或10~30分钟	足厥阴、任脉之会
3	中极	腹部正中线上,脐下4寸	月经不调,带下,痛经,阴挺,阴中痒痛,遗精,阳痿,疝气,遗尿	灸5~10壮或10~30分钟	足三阴、任脉之会,膀胱之募穴
4	关元	腹部正中线上,脐下3寸	月经不调,带下,痛经,阴挺,阴中痒痛,遗精,阳痿,疝气,遗尿,不孕症,腹泻,卒中脱症	灸5~10壮或10~30分钟	足三阴、任脉之会,小肠之募穴
5	石门	腹部正中线上,脐下2寸	经闭,带下,崩漏,产后出血,疝气,水肿,癃闭,便秘,腹痛	灸5~10壮或10~30分钟	三焦之募穴《甲乙》女子不可灸
6	气海	腹部正中线上,脐下1.5寸	月经不调,带下,痛经,阴挺,中风脱症,遗精,阳痿,疝气,遗尿	灸5~10壮或10~30分钟	《外台》孕妇不可针灸

84

编号	穴名	部　　位	主　　治	灸　法	备　注
7	阴交	腹部正中线上，脐下1寸	月经不调，带下，崩漏，阴挺，水肿，产后恶露不绝	灸5~10壮或10~30分钟	足少阴、任脉、冲脉之会
8	神阙	脐窝正中	中风脱症，尸厥，中暑，脱肛，泄泻，腹痛，气喘，肠鸣，水肿	灸5~10壮或10~30分钟	
9	水分	腹部正中线上，脐上1寸	泄泻，腹痛，气喘，肠鸣，水肿，绕脐痛	灸5~10壮或5~30分钟	《外台》孕妇不可灸
10	下脘	腹部正中线上，脐上2寸	胃痛，呕吐，腹胀，食欲不振，呃逆，泻痢	灸5~10壮或5~30分钟	足太阴、任脉之会
11	建里	腹部正中线上，脐上3寸	胃痛，呕吐，腹胀，食欲不振，呃逆，泻痢，水肿	灸5~10壮或5~30分钟	
12	中脘	腹部正中线上，脐上4寸	胃痛，呕吐，腹胀，食欲不振，呃逆，泻痢，咳嗽，气喘，失眠	灸5~10壮或5~30分钟	手太阳、少阳、足阳明、任脉之会
13	上脘	腹部正中线上，脐上5寸	胃痛，呕吐，腹胀，食欲不振，呃逆，泻痢，黄疸，心中烦热	灸5~10壮或5~30分钟	手太阳、足阳明、任脉之会
14	巨阙	腹部正中线上，脐上6寸	胃痛，呕吐，心悸，癫狂痫，呃逆，吞酸，黄疸，心腹烦满，噎膈	灸5~7壮或5~20分钟	心之募穴
15	鸠尾	腹部正中线上，脐上7寸	胃痛，呕吐，心悸，癫狂痫，呃逆，心悸，气短，脏躁	灸3~5壮或10~20分钟	任脉之别络，《甲乙》不宜灸
16	中庭	胸部正中线上，平第5肋间隙	胸胁胀满，噎膈，呕吐，食不下，心痛，气喘，小儿吐乳	灸3~5壮或10~20分钟	

编号	穴名	部 位	主 治	灸 法	备 注
17	膻中	胸部正中线上,当两乳头中间	胸胁胀满,噎嗝,呃逆,气喘,胸闷,吐血,乳少,臌胀,乳痈	灸 5 ~ 7壮或 10 ~25 分钟	足太阴、少阴、手太阳、少阳、任脉之会
18	玉堂	胸部正中线上,平第 3 肋间隙	气喘,胸闷,咳嗽,呕吐,烦心,咽喉肿痛	灸 3 ~ 5壮或 10 ~20 分钟	
19	紫宫	胸部正中线上,平第 2 肋间隙	气喘,胸闷,咳嗽,胸胁胀满,食不下,两乳肿痛	灸 3 ~ 5壮或 10 ~20 分钟	
20	华盖	胸部正中线上,平第 1 肋间隙	气喘,胸闷,咳嗽,呕吐,烦心,咽喉肿痛,水浆不下	灸 3 ~ 5壮或 10 ~20 分钟	
21	璇玑	胸部正中线上,天突穴下 1 寸	气喘,胸闷,咳嗽,呕吐,烦心,咽喉肿痛,小儿喉鸣	灸 3 ~ 5壮或 10 ~20 分钟	
22	天突	胸骨上窝正中凹陷处	气喘,胸闷,咳嗽,呕吐,烦心,咽喉肿痛,口噤,吞咽困难,咯血	灸 3 ~ 5壮或 10 ~20 分钟	阴维、任脉之会
23	廉泉	结喉上方,舌骨上缘凹陷处	暴瘖,舌强不语,口噤,舌下肿,咽喉肿痛,吞咽困难,流涎,咳嗽	灸 1 ~ 3壮或 5 ~15 分钟	阴维、任脉之会
24	承浆	下颌正中线上,当颏唇沟中央凹陷处	齿痛龈肿,流涎,口疮,口噤,面肿,口眼歪斜,中风昏迷,癫痫	灸 3 ~ 7壮或 10 ~20 分钟	任脉、督脉、手足阳明之会

3．冲脉

1）循行

冲脉,起始于小腹内,向下出于会阴部,沿着脊柱上行,经气冲部与足少阴肾经交会,从横骨穴沿着腹部两侧夹脐上行,上达咽喉,环绕口唇(图15)。

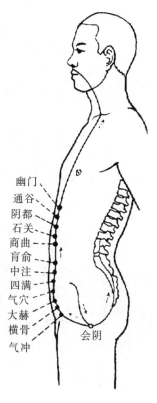

幽门
通谷
阴都
石关
商曲
肓俞
中注
四满
气穴
大赫
横骨
气冲

会阴

图15　冲脉循行和腧穴示意图

2）病候

气上逆腹内拘急而痛,月经不调,崩漏,带下,不孕等。

3) 交会腧穴

起于会阴终于幽门,计 13 穴,左右共 25 穴。包括会阴(任 1),气冲(胃 30),横骨(肾 11),大赫(肾 12),气穴(肾 13),四满 (肾 14),中注(肾 15),肓俞(肾 16),商曲(肾 17),石关(肾 18), 阴都(肾 19),通谷(肾 20),幽门(肾 21)。

4. 带脉

1) 循行

带脉,起始于季胁部的下面,斜向下行至带脉穴,通过五枢穴 与维道穴,横行绕身一周(图 16)。

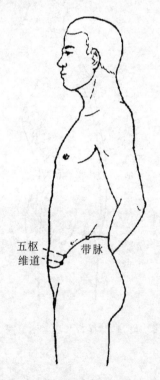

五枢
维道

带脉

图 16　带脉循行和腧穴示意图

2）病候

腹部胀满、疼痛,腰酸软无力,带下,下肢痿软等。

3）交会腧穴

起于带脉,终于维道,计 3 穴,左右共 6 穴。包括带脉（胆
26）,五枢（胆 27）,维道（胆 28）。

5. 阳跷脉

1）循行

阳跷脉,起始于足跟外侧的申脉穴,沿着外踝后上行,经过腓
骨后缘、大腿外侧胁肋部,从腋缝后上到肩胛外侧面,到颈部上过
口旁,进入目内眦睛明穴,与阴跷脉、手足太阳会合,再沿足太阳
膀胱经上额,向下到达耳后,与足少阳胆经会于项后风池部（图
17）。

2）病候

下肢内侧弛缓而外侧拘急,癫痫,不眠等。

3）交会腧穴

起于申脉终于风池,计 12 穴,左右共 24 穴。包括申脉（膀胱
62）,仆参（膀胱 61）,跗阳（膀胱 59）,居髎（胆 29）,臑俞（小肠
10）,肩髃（大肠 15）,巨骨（大肠 16）,地仓（胃 4）,巨髎（胃 3）,承
泣（胃 1）,睛明（膀胱 1）,风池（胆 20）（图 17）。

6. 阴跷脉

1）循行

阴跷脉,起始于内踝下之照海穴,沿着内踝后,直上经大腿内
侧后缘,进入前阴部,再上沿腹胸的里面,到达锁骨上窝,上行出
结喉旁,经鼻旁,至目内眦睛明穴,与阳跷脉、手足太阳相会合（图
18）。

2）病候

嗜睡,癫痫,下肢外侧肌肉弛缓而内侧拘急等。

3)交会腧穴

起于照海,终于睛明,计 3 穴,左右共 6 穴。包括照海(肾6)、交信(肾8)、睛明(膀胱1)。

7. 阳维脉

1)循行

阳维脉,起始于足跟外侧之金门穴,向上出于外踝,经足少阳胆经之阳交穴,沿着下肢外侧至髋部,循胁肋后侧,从腋后上肩,过颈部、面颊部到达前额,再经头顶折向项后,与督脉相会合(图19)。

2)病候

恶寒发热等症。

3)交会腧穴

起于金门,终于哑门,计 16 穴,左右共 30 穴。包括金门(膀胱63)、阳交(胆35)、臑俞(小肠10)、天髎(三焦15)、肩井(胆21)、头维(胃8)、本神(胆13)、阳白(胆14)、头临泣(胆15)、目窗(胆16)、正营(胆17)、承灵(胆18)、脑空(胆19)、风池(胆20)、风府(督16)、哑门(督15)(图19)。

8. 阴维脉

1)循行

阴维脉,起始于小腿内侧足少阴经之筑宾穴,沿着下肢内侧上行到小腹部,与足太阴脾经相会合,通过胸胁部,到达咽喉至舌根,与任脉会合(图20)。

2)病候

心痛,胸腹痛,胃痛,精神不宁等。

3)交会腧穴

起于筑宾,终于廉泉,计 8 穴,左右共 14 穴。包括筑宾(肾9)、冲门(脾12)、府舍(脾13)、大横(脾15)、腹哀(脾16)、期门(肝14)、天突(任22)、廉泉(任23)(图20)。

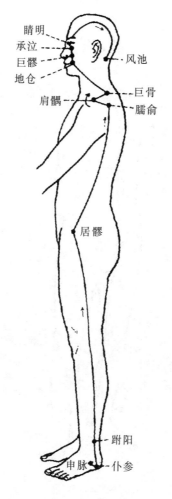

睛明
承泣
巨髎
地仓
风池
巨骨
肩髃
臑俞
居髎
跗阳
申脉
仆参

图 17　阳跷脉循行和腧穴示意图

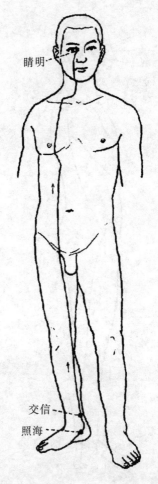

睛明

交信

照海

图 18　阴跷脉循行和腧穴示意图

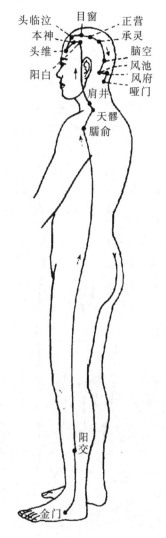

头临泣　目窗　正营
本神　　　　承灵
头维　　　　脑空
阳白　　　　风池
　　　　　　风府
　　　　　　哑门
　　肩井
　　天髎
　髃俞

阳交

金门

图 19　阳维脉循行和腧穴示意图

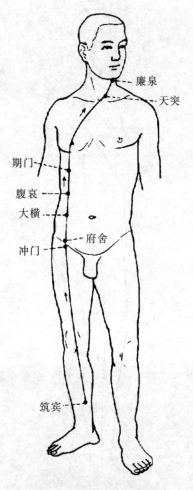

廉泉

天突

期门

腹哀

大横

府舍

冲门

筑宾

图 20　阴维脉循行和腧穴示意图

（三）奇 穴

1．头颈部

具有奇特功效的腧穴,称为奇穴。因其是指原有十四经腧穴以外的经验有效穴,而以后又未被列入十四经腧穴范围之内,故称为"经外奇穴"。现将临床常用的奇穴按部位列表分述于下（表15、表16）。

表 15　头颈部常用奇穴表

编号	穴名	部　　位	主　　治	灸　法	备　注
1	四神聪	百会穴前后左右各1寸处	中风、头痛、眩晕、失眠、健忘、癫狂痫、半身不遂	灸 1 ~ 3壮,或 5 ~ 10分钟	
2	印堂	两侧眉头连线之中点	中风、头痛、眩晕、鼻渊、小儿惊风、目疾、产后血晕	灸 3 ~ 5壮,或 5 ~ 10分钟	
3	鱼腰	眉毛中间凹陷处	头痛、眩晕、口眼歪斜、近视、眉棱骨痛、眼睑下垂	灸 5 ~ 10分钟	
4	太阳	眉梢与目外眦连线之中点,向后约1寸凹陷处	头痛、眩晕、目赤肿痛、口眼歪斜、三叉神经痛、齿痛	灸 1 ~ 3壮,或 5 ~ 7分钟	
5	上明	眉弓中点直下,眶上缘下凹陷处	屈光不正、视神经萎缩、角膜白斑	慎　灸	
6	球后	目平视,当眶下缘外侧1/4与内侧3/4交界处	近视、内斜视、视神经炎、视神经萎缩、青光眼	慎　灸	
7	金津、玉液	卷舌取之,当舌下系带两侧静脉上	恶心、呕吐不止、口疮、舌肿痛、舌强不语、消渴	慎　灸	

编号	穴名	部　位	主　治	灸　法	备　注
8	夹承浆	承浆穴旁开1寸，当下颌骨颏孔处	口眼歪斜、面肌痉挛、三叉神经痛、面肿、齿龈溃烂	灸1～3壮，或5～10分钟	
9	鼻通	鼻骨下凹陷中，当鼻唇沟上端尽处	过敏性鼻炎、萎缩性鼻炎、肥大性鼻炎、鼻息肉	灸1～3壮，或5～10分钟	
10	牵正	耳垂前约0.5～1寸处	口眼歪斜、疟腮、口疮	灸3～5壮，或5～10分钟	
11	翳明	翳风穴后1寸处	视神经萎缩、近视、夜盲、目翳、头痛、耳鸣、眩晕、失眠、癫狂、疟腮	灸3～5壮，或5～15分钟	
12	耳尖	耳廓最高点处	目赤肿痛、目翳、高热	灸3～7分钟	
13	聚泉	舌中央直缝上	舌强、消渴、气喘	慎灸	
14	安眠	翳风穴与风池穴连线中点	失眠、头痛、眩晕、心悸	灸5～15分钟	
15	上廉泉	下颌下缘与舌骨体之间凹陷中	舌强不语、暗哑、流涎、口疮、咽喉肿痛	灸1～3壮，或5～15分钟	
16	百劳	大椎穴上2寸，旁开1寸处	瘰疬、落枕、咳嗽	灸5～15分钟	
17	崇骨	第六颈椎棘突下	疟疾、项强、肩背痛、发热、咳嗽、癫痫	灸5～7壮，或10～20分钟	

2．躯干部

表 16　躯干部常用奇穴表

编号	穴名	部　位	主　治	灸　法	备　注
1	华佗夹脊	从第一胸椎起至第五腰椎止，每椎棘突旁开 0.5 寸，一侧 17 穴，左右共 34 穴	主治邻近部位的脏腑病证，脊柱及其周围软组织病，下肢不遂等	灸 5 ~ 10 壮，或 10 ~ 30 分钟	
2	定喘	第七颈椎棘突旁开 0.5 寸	哮喘，咳嗽，落枕，肩背痛，瘾疹	灸 5 ~ 10 壮，或 5 ~ 15 分钟	
3	结核穴	第七颈椎棘突旁开 3.5 寸	结核病	灸 5 ~ 10 壮，或 5 ~ 15 分钟	
4	胃管下俞	第八胸椎棘突下旁开 1.5 寸	腹痛，呕吐，消渴	灸 5 ~ 7 壮，或 10 ~ 20 分钟	
5	痞根	第一腰椎棘突下旁开 3.5 寸	痞块，肾下垂	灸 5 ~ 10 壮，或 10 ~ 30 分钟	
6	腰眼	第四腰椎棘突下旁开 3 ~ 4 寸凹陷处	腰痛，肾下垂，月经不调，肺痨	灸 5 ~ 7 壮，或 10 ~ 20 分钟	
7	十七椎	第五腰椎棘突下凹陷中	腰腿痛，下肢瘫痪，月经不调	灸 5 ~ 7 壮，或 10 ~ 20 分钟	
8	腰奇	尾骨端上 2 寸处	癫痫，失眠，头痛，便秘	灸 3 ~ 5 壮，或 5 ~ 15 分钟	
9	颈臂	在锁骨内 1/3 与外 2/3 交界处上 1 寸	上肢不遂，手臂麻木	灸 3 ~ 5 壮，或 5 ~ 15 分钟	

编号	穴名	部　　位	主　　治	灸　法	备　注
10	三角尖	以患者两口角的长度为一边,以脐孔为顶点,作一等边三角行,使底边在脐下呈水平,两底角处是穴	腹痛,泄泻,疝气	灸 5 ~ 7 壮,或 10 ~ 30 分钟	
11	提托	关元穴旁开 4 寸处	阴挺,疝痛,下腹痛	同　上	
12	子宫	中极穴旁开 3 寸处	阴挺,月经不调,痛经,妇女不孕,肾炎,肠痈	灸 5 ~ 7 壮,或 10 ~ 30 分钟	

（四）常见病的治疗配穴法

　　灸法的配穴方法和针法的配穴一样,仍然是要运用整体观念、经络学说为指导,采用循经取穴、特要穴、经验穴和局部取穴等配穴方法。但一般用穴较少,而且宜避开禁灸部位。临床上要针对病情配穴,选用最恰当的灸法。

　　本书的处方是根据中外文献,结合临床实践,用中西医学病名,按系统排列的,以便应用时查阅。其中有些可以单独用灸法治疗,有些则需要配合针法或其他疗法。至于疗效问题,有些可以治愈,有些收到肯定的疗效,有些只能减轻症状,作为辅助性或一时性的疗法。

灸法治疗常见病偏方

（一）灸法治疗内科疾病偏方

1．中风病

中风病严重危害着人类健康。根据流行病学资料,我国脑血管病的年发病率为 94.07/10 万,患病率冠诸病之首。本病多见于中老年人,四季皆可发病,但以冬春两季最为多见。本病发病前通常会有先兆症状的出现。如素有眩晕、头痛、耳鸣,突然出现一过性的言语不利或肢体麻木,视物昏花,甚则晕厥,一日内发作数次,或几日内反复发作。如果骤然发作,于急性期可以出现呕血、便血、发热、喘促、顽固性呃逆,甚至厥而不复,瞳孔大小不等,病情危重,多难救治。

本病的主要症状为神昏、半身不遂、言语謇涩或不语、口舌歪斜、偏身麻木。次症见头痛、头晕、眩晕、呕吐、二便失禁或不通、烦躁、抽搐、痰多、呃逆。舌象有舌强、舌歪、舌卷,舌质暗红带紫,或红绛、舌有瘀斑;苔薄白、白腻、黄或黄腻;脉象多弦,或弦滑、弦细,或结或代等。中风又称卒中。因其发病急骤,变化多端,病变迅速,与风性善行而数变特征相似,故称为中风。临床上把中风分为中脏腑和中经络。区分二者的主要鉴别点在于是否有神昏症状的出现。中风病的急性期是指发病后两周以内,中脏腑最长病期可以达到一个月;恢复期是发病两周或一个月至半年以内;后遗症期系发病半年以上者。

中风病是一个独立的疾病,其临床表现与西医所称的脑血管

99

病相似。脑血管病主要包括缺血性和出血性两大类型。不论是出血型还是缺血型脑血管病都可以按照和参考本节进行辨证论治。

中风的中脏腑可以分为闭证和脱证。

闭证:突然跌倒,不省人事,两手紧握,牙关紧闭,面红目赤,呼吸气粗,喉中痰鸣,大便闭结,小便不通,苔厚腻,脉弦滑有力。

脱证:突然跌倒,不省人事,两手撒开,目合口张,鼾睡,汗出如珠,二便失禁,颧红面赤,继则面色苍白,四肢厥冷,脉微欲绝。

中经络:口角歪斜,半身不遂,肢体麻木,头痛眩晕,苔腻脉弦。

【灸法治疗闭证偏方】

闭证取穴:人中　内关　十宣　涌泉

●偏方一

取人中、内关、十宣穴,用灯芯草爆灸,不计壮数,直至苏醒为止。如无灯芯草,可以用线香、火柴代替施灸。

●偏方二

艾炷灸取麦粒大艾炷在十宣、内关、涌泉穴上施灸,不计壮数,直至苏醒为止。

●偏方三

上法无效时,可以用针刺十宣、人中、内关等穴,或用三棱针点刺出血。

作用:启闭开窍为主要治疗原则。

【灸法治疗脱证偏方】

脱证取穴:神阙　百会　气海　关元　足三里

●偏方一

艾炷隔盐灸:在神阙、气海、关元穴上施隔盐灸法,艾炷如半粒枣核大小,不计壮数,直至脉起肢温为止。

●偏方二

艾条灸在上述诸穴上,用艾条悬起灸或实按灸,不计时间与壮数,以脉起肢温,面色红润为度。

作用:回阳固脱为主要治疗原则。

【灸法治疗中经络偏方】

中经络取穴:口角歪斜:地仓　颊车　承浆　颧髎　合谷

上肢瘫痪:肩髃　曲池　手三里　外关　合谷

下肢瘫痪:环跳　阳陵泉　足三里　昆仑　太冲

配穴:眩晕加风池　百会

肢寒怕冷加命门　肾俞

言语不利加廉泉

● 偏方一

取地仓穴、颊车穴、承浆穴、颧髎穴、合谷穴,每穴每次悬起灸15～20分钟,或实按灸10～15次,每日或隔日1次,10次为一疗程。适用于口眼歪斜症状。

● 偏方二

取肩髃穴、曲池穴、手三里穴、外关穴、合谷穴进行艾炷无瘢痕灸,每穴每次灸7～10壮,艾炷如黄豆或枣核大小,每日或隔日1次,10次为一疗程。

同样取上述各穴,进行艾炷发泡灸,用麦粒大艾炷在穴位上施灸,待艾炷燃至1/2时,局部有烧灼感时,用指压熄艾炷,去艾灰,再换艾炷施灸,每次每穴5～7壮,数小时后局部发泡,不必处理,让其自行吸收。适用于以上肢瘫痪为主要症状的中风。

● 偏方三

取环跳穴、阳陵泉、足三里、昆仑穴、太冲穴,进行艾炷无瘢痕灸,每穴每次灸7～10壮,艾炷如黄豆或枣核大小,每日或隔日1次,10次为一疗程。

● 偏方四

取环跳穴、阳陵泉、足三里、昆仑穴、太冲穴、命门穴、肾俞穴进行艾炷无瘢痕灸,每穴每次灸7～10壮,艾炷如黄豆或枣核大小,每日或隔日 1 次,10 次为一疗程。或进行艾炷隔姜灸,每穴每次灸 5~7 壮,艾炷如黄豆大小或枣核大小,每日或隔日 1 次,7次为一疗程。适用于下肢瘫痪为主要症状兼见肢寒冷者。

●偏方五

取地仓穴、颊车穴、肩髃穴、曲池穴、环跳穴、足三里穴进行灯火灸,每穴每次爆灸 3~5 壮,每日或隔日 1 次,5 次为一疗程,再灸时要避开原穴。

作用:疏通经络为主要治疗原则。

2.眩晕

眩晕为临床常见病证,多见于中老年人,亦可见于青年人。本病可以反复发作,妨碍正常的学习和工作、生活,严重者可以发展为中风或厥证、脱证而危及生命。临床上常用中医药的方法治疗和预防控制眩晕,起到了较好的效果。

眩,指眼花,晕是指头晕,二证常相伴而发生,故合称为"眩晕"。本病的证候特征是头晕目眩轻重不一,轻者仅眼花,头重脚轻,或摇晃浮沉感,闭目则止;重则如坐车船,视物旋转,甚则仆倒。或兼目色耳鸣,少寐健忘,腰膝酸软;或兼恶心呕吐,面色苍白,汗出肢冷等。发作间歇期长短不一,多为数月或数年发作一次,亦有一月数次。可以突然起病,也有逐渐加重者。本病发作期舌苔多为白腻或黄腻,缓解期多为苔薄白,舌质红或有瘀斑、瘀点。脉象多为弦滑、弦细、弦涩或弦细数,亦有脉象细弱者。眩晕若兼有头胀而痛,心烦易怒,肢体麻木振颤者,应警惕发生中风。

西医学中的高血压、低血压、低血糖、贫血、美尼尔氏综合征、脑动脉硬化、椎—基底动脉供血不足、神经衰弱等病,临床上均可以表现为眩晕为主要症状,诊断时均可以参照以下标准:①头晕目眩,视物旋转,轻者闭目即止,重者如坐车船,甚则仆倒。②可以伴有恶心呕吐、眼球震颤、耳鸣耳聋、汗出,面色苍白等。③慢性起病,逐渐加重,或反复发作。④查血红蛋白、红细胞计数、测血压、作心电图、电测听、脑干诱发电位、眼震电图、颈椎 X 线摄片、经颅多普勒等项检查,有助于明确诊断。有条件者可以做 CT、MRI 检查。

【灸法偏方】

● 偏方一

取百会穴、神阙穴、风池穴、脾俞穴、足三里、气海穴,进行艾条灸,每次每穴悬灸 10 分钟左右,或实按灸 5 次左右,每日 1 次,5 次为一疗程。

同样取上述穴位,进行艾炷隔姜灸,每次每穴灸 5 ~ 7 壮,艾炷如黄豆或枣核大小,每日 1 次,7 次为一疗程。

以上两个偏方均适用于气血不足型的眩晕。

作用:补益气血。

● 偏方二

取百会、神阙、风池、丰隆、内关、中脘进行白芥子天灸,将白芥子研为细末,贮瓶备用。灸前取药末 3 克调白酒适量做成药饼 2 ~ 3 个,分别将药饼贴敷穴上,再以胶布覆盖固定。贴药后局部有麻痛感、烧灼感时去掉,隔日或 3 日贴药 1 次。局部有水泡者,小的可以不必处理,大的可以挑破,涂以龙胆紫药水。

同样取上述穴位,进行眩晕糊天灸,取吴茱萸(胆汁拌制)100 克,龙胆草 50 克,土硫磺 20 克,朱砂 15 克,明矾 30 克,共研为细末贮瓶备用。天灸时取药末 40 ~ 50 克,用适量小蓟根汁调和如糊,将药糊 10 ~ 15 克分别贴敷于神阙、涌泉穴(两侧),上盖纱布,胶布固定即可。2 日换药 1 次,10 次为一疗程。

作用:祛除痰湿。以上两个偏方适用于痰湿上蒙型的眩晕。

● 偏方三

取百会穴、神阙穴、风池、肝俞穴、三阴交穴、太冲穴。

灸法:进行灯火灸,取灯芯草蘸油后,点燃施灸,每次每穴灸 1 ~ 2 壮,10 天为一疗程。如无灯芯草可以用火柴或线香代替施灸。

作用:滋阴潜阳。适用于阴虚阳亢型的眩晕。

注意:饮食宜清淡,忌食肥腻之物,少饮水。环境应保持安静,避免噪音。

3. 高血压病

高血压是以体循环动脉压增高为主要表现的临床综合征,是最常见的心血管疾病。可以分为原发性和继发性两大类。在绝大多数患者中,高血压病因不明,称之为原发性高血压,占高血压患者的95%以上;在不足5%患者中,血压升高是某些疾病的一种临床表现,本身有明确而独立的病因,称为继发性高血压。

原发性高血压,又称高血压病,患者除了可引起高血压本身有关的症状外,长期高血压还可以成为多种心血管疾病的重要危险因素,并影响重要脏器如心、脑、肾的功能,最终可以导致这些器官的功能衰竭。

近年来,尽管人们对高血压的研究和认识已有很大的提高,相应的诊断或治疗方法不断进步,但它迄今仍是心血管疾病死亡的主要原因之一。

不同地区、种族及年龄高血压发病率不同。工业化国家较发展中国家高,同一国家不同种族之间也有差异,例如美国黑人的高血压约为白人的两倍。血压水平随年龄而增高,尤其是收缩期高血压,老年人较为常见。我国流行病学调查还显示,患病率城市高于农村,北方高于南方,高原少数民族地区患病率较高。男女两性高血压患病率差别不大,青年期男性略高于女性,中年后女性稍高于男性。

【诊断标准】

目前,我国采用国际上统一的标准,即收缩压$\geqslant$140mmHg和(或)舒张压$\geqslant$90mmHg即诊断为高血压。

高血压的一般临床表现为此病通常起病缓慢,早期常无症状,可以多年自觉良好而偶于体格检查时发现血压升高,少数患者则在发生心、脑、肾等并发症后才被发现。高血压患者可有头痛、眩晕、气急、疲劳、心悸、耳鸣等症状,但并不一定与血压水平相关,且常在患者得知患有高血压后才注意到。体检时可听到主动脉瓣第二心音亢进、主动脉瓣区收缩期杂音或收缩早期喀喇音。长期持续高血压可有左心室肥厚并可闻及第四心音。

高血压病初期只是在精神紧张、情绪波动后血压暂时升高,随后可恢复正常,以后血压升高逐渐趋于明显而持久,但一天之内白昼与夜间血压水平仍可以有明显的差异。

高血压病后期的临床表现常与心、脑、肾功能不全或器官并发症有关。

在血压升高的同时,如伴见眩晕目胀、烦躁易怒、面红目赤、口干、尿赤便秘、舌红苔黄脉弦者为肝阳上亢;如兼有眩晕头重、胸闷纳少、体胖痰多、肢体麻重、苔腻脉滑者为痰湿壅盛;如见眩晕耳鸣、心烦失眠、腰膝酸软、遗精、舌红少苔、脉细数者为肾虚阳亢。

【灸法偏方】

●偏方一

取太冲穴、绝骨(悬钟)穴、涌泉穴、曲池穴、肝俞穴,进行艾条灸,每穴每次悬起灸 15~20 分钟,或按灸 7~10 次,每日或隔日灸治 1 次,7 次为一疗程,疗程间隔 3~5 天。

●偏方二

取太冲穴、绝骨(悬钟)穴、涌泉穴、曲池穴、肝俞穴,进行艾炷无瘢痕灸,每穴每次施灸 3~5 壮,艾炷如麦粒大,隔日灸治 1 次,3 次为一疗程。

●偏方三

艾炷瘢痕灸,患者平卧,取双侧足三里与绝骨穴,局部用 75% 酒精消毒,趁酒精未干时,将麦粒大艾炷置穴上施灸,每穴灸 3~5 壮,局部创口贴敷药膏,次日复诊,如未发灸疮,原穴再灸,以发出灸疮为止。如已发灸疮者,待灸疮愈合后再复灸。直至血压恢复正常。

作用:平肝潜阳。

以上三种偏方适用于肝阳上亢型的高血压。

●**偏方四**

取足三里、太冲、绝骨(悬钟)、丰隆穴、阴陵泉,进行艾炷隔姜灸,每穴每次施灸 5 ~ 7 壮,艾炷如黄豆大或半粒枣核大,每日或隔日灸治 1 次,7 次为一疗程,一疗程间隔 3 ~ 5 天。

●**偏方五**

取足三里、太冲、绝骨(悬钟)、丰隆穴、阴陵泉,进行艾炷无瘢痕灸,每穴每次施灸 3 ~ 5 壮,艾炷如麦粒大,隔日灸治 1 次,3 次为一疗程。

作用:健脾除湿。

以上两个偏方适用于痰湿壅盛型的高血压。

●**偏方六**

取太冲、涌泉、绝骨(悬钟)、太溪,进行降压散天灸,取吴茱萸、川芎、白芷各 300 克,共研为细末,贮瓶备用。施灸时取药末 30 克调米醋成厚膏,制成 3 个小圆球状,外用单层纱布包裹,贴敷于神阙、涌泉穴上,用胶布固定。12 小时后取下膏药。每 3 天贴药 1 次,10 次为一个疗程。贴药后以艾条悬起灸,每穴 10 ~ 15 分钟。

作用:滋肾潜阳。适用于肾虚阳亢型的高血压。

【附注说明】

(1)灸法对原发性高血压有一定效果。继发性高血压应积极治疗原发病,艾灸作辅助治疗。

(2)少食或忌食肥腻之品,避免精神紧张与刺激,保持乐观情绪。

4．失眠

失眠是临床常见病症之一,虽不属于危重疾病,但常妨碍人们正常的生活、工作、学习和健康,并能加重或诱发心悸、胸痹、眩晕、头痛、中风等病症。顽固性的失眠,给病人带来长期的痛苦,甚至形成对安眠药物的依赖,而长期服用安眠药物又可以引起医源性疾病。中医药通过调整人体脏腑气血的功能,常能明显改善睡眠状况,且不引起药物依赖,更不会引起医源性疾患,因而受到广大患者的欢迎。

失眠是由于心神失养或不安而引起经常不能获得正常睡眠为特征的一类病证。主要表现为睡眠时间、深度的不足,以及不能消除疲劳、恢复体力与精力,轻者入睡困难,或寐而不酣,时寐时醒,或醒后不能再寐,重则彻夜不寐。由于睡眠时间的不足或睡眠不熟,醒后常见神疲乏力、头晕头痛、心悸健忘及心神不宁等。

失眠的虚证分为三种:难寐多梦,或彻夜不寐,心悸健忘,头晕目眩,面色无华,饮食无味,舌淡脉弱之心脾血亏者;心烦不寐,头晕耳鸣,腰膝酸软,梦遗,舌红脉细数之心肾不交者;心悸不宁,噩梦纷纭,善惊易醒,曾有惊吓史之心胆虚怯者。实证:难以入睡,胸闷嗳气,腹胀不舒,大便不畅,苔腻脉滑之脾胃不和。

失眠在临床上多见于神经衰弱以及更年期综合征。

【灸法偏方】

●偏方一

取神门穴、三阴交、百会穴、心俞穴、脾俞穴、足三里穴,进行艾条灸,每次每穴灸 5～10 分钟,10 次为一疗程。睡前灸治效果较好。无艾条可用香烟代替。

同样取上述穴位,进行艾炷隔姜灸,每次每穴灸 5～7 壮,艾炷如黄豆大或半粒枣核大,7 次为一疗程。

作用:补益心脾,养心安神。适用于心脾血亏型的失眠(症状如上所述)。

●偏方二

取神门穴、三阴交、百会穴、肾俞穴、关元穴、涌泉穴。灸法如偏方一中所述。

作用:补益心肾,交通心肾。适用于心肾不交型的失眠(症状如前所述)。

●**偏方三**

取神门穴、三阴交、百会穴、胆俞穴、大陵穴。灸法如偏方一中所述。

作用:益气镇惊,安神定志。适用于心胆虚怯型的失眠。

●**偏方四**

取神门穴、三阴交、百会穴、中脘穴、胃俞穴。灸法如偏方一中所述。

作用:调和脾胃,养心安神。适用于脾胃不和型的失眠。

【附注说明】

(1)灸治疗失眠效果较好,睡前灸治效果更佳。

(2)对其他疾病引起的失眠,要积极治疗原发病。

5. 贫血

贫血是临床上常见的由于多种原因或疾病引起的一种症状,故在诊断贫血时应找出具体的病因,针对造成贫血的不同病因进行诊治,才能取得良好的效果。

贫血是指外周血中单位容积内血红蛋白浓度(Hb)、红细胞计数(RBC)和(或)血细胞比容(HCT)低于相同年龄、性别和地区的正常标准。一般认为在平原地区,成年男性 Hb < 120g/L、RBC < 4.5×10^9/L 及(或)HCT < 0.42,女性 Hb < 110g/L,RBC < 4.0×10^9/L 及(或)HCT < 0.37 就可以诊断为贫血。其中以 Hb 浓度降低最为重要,因为红细胞计数不一定能准确反映贫血的存在及贫血的程度。久居高原居民的血红蛋白正常值较海平面居民为高。同时应注意,上述正常值是指正常血容量时而言,在妊娠、低蛋白血症、充血性心力衰竭、脾大及巨球蛋白血症时,血浆容量增加,血液稀释,血红蛋白浓度降低,容易被误诊为贫血。

我们在临床上除了上述检查指标外,还可以伴见有面色苍白,头晕眼花,指甲发白,舌淡脉细等一系列常见症状。

【灸法偏方】

取穴:足三里　膈俞　血海　脾俞　肾俞

● 偏方一

取足三里穴、膈俞穴、血海穴、脾俞穴、肾俞穴,进行艾条灸,每次每穴悬起灸 10～15 分钟,或实按灸 7～10 次,每日或隔日 1 次,10 次为一疗程。

● 偏方二

取上述穴位,进行艾炷隔姜灸,每次每穴灸治 7～10 壮,艾炷如黄豆大或半粒枣核大(施灸时患者感到局部有灼烫感时,即将艾炷去掉,另换新炷),每日或隔日灸治 1 次,10 次为一个疗程。

● 偏方三

取上述穴位,进行艾炷瘢痕灸,每次每穴灸 3～5 壮,艾炷如黄豆大或半粒枣核大,每日灸治 1 次,10 次为一疗程。

● 偏方四

取上述穴位,进行灯火灸,多选用胸背部俞穴,其施灸程序为先上后下,先背后胸,一般 3～5 天施灸 1 次,施灸时应避开原灸点,7 次为一疗程,如无灯芯草可以用火柴或线香代替。

● 偏方五

取上述穴位,进行蒜泥天灸,将适量紫皮大蒜捣成泥状,分别敷于选穴上,盖上纱布,胶布固定。8 小时后局部起小泡,去蒜泥,温热开水洗净局部皮肤。局部发痒、起泡,不可以用手抓挠。如果水泡已经破皮,涂以龙胆紫药水,以防感染。7 天治疗 1 次,5 天为一疗程。

【附注说明】

(1)本法治疗贫血有一定疗效,但是疗程较长,一般需要治疗 3～4 个疗程,故需要耐心施灸,日久方见效果。

(2)对于失血性、溶血性贫血应积极治疗原发病,及时止血。

（3）注意调理饮食，多食一些含铁、维生素、叶酸等较多的蔬菜、水果，保证机体造血原料的供给。

6. 感冒

感冒，俗称伤风，是感触风邪或时行病毒，引起肺卫功能失调，出现鼻塞，流涕，喷嚏，头痛，恶寒，发热，全身不适等主要临床表现的一种外感病。

感冒的发病在外感病中占首位，是最常见的一种。一年四季均可以发病，以冬、春季节为多。本病不仅与咳嗽的发生、发展及慢性咳喘的急性发作关系密切，而且与心悸、胸痹心痛、水肿、痹病等多种疾病的病情发展与恶化有着密切的关系。对小儿、年老体弱者威胁最大。尤其是时行感冒，常爆发流行，迅速传染，急骤起病，症状严重，甚至导致死亡，须积极防治。中医药对普通感冒和时行感冒均有良好的疗效，对已有流行趋势或有流行可能的地区、单位，选用相应的中药进行预防和治疗，可以收到良好的效果。

感冒为外感病证，起病较急，临床以鼻塞、流涕、喷嚏、头痛、咳嗽、恶寒、发热，全身不适为主要证候，其病以卫表的症状最为突出。症状表现常呈多样化，以鼻塞、咽部痒、干燥、不适为早期症状，继而喷嚏、鼻塞、流涕等，轻者症状不重，重者高热持续不退，咳嗽，胸痛。

时行感冒起病急，全身症状较重，高热，全身酸痛，待热退后，鼻塞流涕，咽痛，干咳等肺系症状始为明显。重者高热持续不退，喘促气急，唇甲青紫，甚则咯血，部分患者可以出现神昏谵妄，小儿可以出现惊厥，出现传变。

感冒主要分为风寒感冒和风热感冒。风寒感冒的临床表现有鼻塞声重，喷嚏，流清涕，恶寒，周身酸痛，咳嗽痰白质稀，舌苔薄白，脉浮紧。风热感冒的表现为鼻塞喷嚏，流稠涕，发热或高热，微恶风，汗出口干，咽痛，咳嗽痰稠，舌苔薄黄，脉浮数。

【灸法偏方】

● 偏方一

取风池穴、风门穴、列缺穴、太阳穴、印堂穴,进行艾条悬起灸,每穴每次悬灸 3~5 分钟,以施灸部位感到温热舒适为度。每日 1 次,连续灸治 3~5 天,气候骤变时要强灸。

作用:祛风散寒止痛。适用于风寒感冒兼头痛。

● 偏方二

取风池穴、列缺穴、外关穴、尺泽穴、天突穴,进行艾炷隔姜灸,每穴每次灸 5~7 壮,每日灸治 1 次,重者灸治 2 次。适用于风寒感冒。

作用:祛风散寒止咳。适用于风寒感冒兼咳嗽。

● 偏方三

取风池穴、大椎穴、曲池穴、合谷穴、少商穴,进行电吹风灸,每穴吹 3~5 分钟,以局部潮热发红、自觉温热舒适,微微汗出为度。每日 1~2 次。

作用:祛风散热止痛。适用于风热感冒兼咽痛。

● 偏方四

取风池穴、风门穴、大椎穴、曲池穴、大杼穴,进行艾条悬起灸,每穴每次悬灸 3~5 分钟,以施灸部位感到温热舒适为度。每日 1 次,连续灸治 3~7 天。

作用:祛风散热、散热止痛。适用于风热感冒兼身痛。

● 偏方五

取风池穴、风门穴、列缺穴、太阳穴、印堂穴,进行天灸,取大蒜、生姜、薄荷各等分,细辛少许。诸药共捣融如厚膏状,取药膏如蚕豆大,贴敷于大椎、太阳穴,以纱布固定;两手劳宫穴贴药后合掌静坐或夹于两腿间,约 30 分钟。局部有烧灼、发赤、随之微汗出,可以除去。若局部皮肤起泡,可以按常规处理。

作用:祛风散寒。适用于风寒感冒。

【附注说明】

（1）感冒为百病之首，易变生他疾，故防治感冒尤为重要。在气候骤变以及感冒流行的季节，可以艾条灸或艾炷隔姜灸足三里、风门、肺俞等穴，预防疾病。

（2）感冒宜早期治疗，自觉稍感不舒适即施灸，往往可以起到事半功倍的效果。

（3）治疗后，配合口服板蓝根冲剂或啜热细粥一碗，卧床休息，以取微汗，奏效更捷。

7. 咳嗽

咳嗽是内科病证中最为常见的疾病之一，发病率高，以慢性支气管炎为例，患病率达 3%～5%。50 岁以上患者患病率可以上升至 10%～15%，尤其以寒冷地区发病率更高。中医药对治疗咳嗽积累了许多宝贵的经验，有着较大的优势。

咳嗽既是一个独立的证候，也是肺系多种疾病的一个症状。临床上以咳嗽、咯痰为主要表现。若咳与嗽分别而言之，则有声无痰则为咳，有痰无声则为嗽。一般痰声常多并见，难以截然分开，故以咳嗽并称。

临床上我们把咳嗽分为外感咳嗽与内伤咳嗽两种。外感咳嗽的临床表现为发热怕冷，鼻塞打喷嚏，咳嗽声重，痰稀多白或黄稠，伴有头痛、咽痛口干、脉浮等。内伤咳嗽表现为咳嗽日久，时作时休，咳痰色白而黏，或干咳无痰，咽干喉痒唇红，伴有手足心热，胸背疼痛等。

【灸法偏方】

●偏方一

取肺俞穴、合谷穴、列缺穴、风门穴、大椎穴、风池穴，进行艾条悬起灸，每穴每次灸 10～15 分钟，以灸至局部皮肤红润温热为度。每日或隔日 1 次，重症每日 2 次，7 次为一疗程。

适用于外感咳嗽兼发热恶寒。

作用:祛风散寒止咳。

● **偏方二**

取肺俞穴、合谷穴、列缺穴、风门穴、尺泽穴、少商穴,进行艾条悬起灸,每穴每次灸 10～15 分钟,以灸至局部皮肤红润温热为度。每日或隔日 1 次,重症每日 2 次,7 次为一疗程。

适用于外感咳嗽兼口干咽痛。

作用:祛风散寒止痛。

● **偏方三**

取肺俞穴、风门穴、膻中穴、脾俞穴、天突穴、丰隆穴,进行艾炷隔蒜灸,每穴每次灸 5～7 壮,每日或隔日 1 次,也可以早晚 1 次,7 次为一疗程。

适用于内伤咳嗽兼痰多。

● **偏方四**

取肺俞穴、风门穴、膻中穴、脾俞穴、天突穴、丰隆穴,进行电吹风灸,每穴吹 3～5 分钟,以局部潮热发红、自觉温热舒适,微微汗出为度。每日 1～2 次,7 次为一疗程。

适用于内伤咳嗽兼痰多。

● **偏方五**

肺俞穴、合谷穴、风门穴、膻中穴、脾俞穴、天突穴,进行天灸,取公丁香 1 克,肉桂 5 克,麻黄 5 克,苍耳子 3 克,白芥子 4 克,半夏 3 克,共研细末,贮瓶备用。每晚睡觉前先将脐窝(神阙穴)用温水洗净,再用 75% 酒精消毒,趁酒精未干之时,取适量药末将脐窝填平,如脐外突者,用两层纱布作成 3 平方厘米的袋子,内装入适量药末敷于脐上,上面再盖一块比脐或袋子略大的胶布固定。夏天每日换药 1 次,秋冬 2～3 天换药 1 次,7 次为一疗程。

适用于小儿及年老体弱而久咳的人。

【附注说明】

(1)平时注意冷暖,避免外邪侵入,预防感冒。

(2)饮食宜清淡,忌食辛辣、煎炸之物,戒烟、酒。

（3）在背部肺俞、脾俞、风门、大杼穴处拔火罐，每次 10 分钟，隔日治疗 1 次。适用于外感咳嗽。

（4）对于慢性气管炎者，长期坚持艾条悬起灸大椎、肺俞、足三里，可以提高机体免疫力而达到防治本病的目的。

8. 哮喘

支气管哮喘（简称哮喘），是由于嗜酸性粒细胞、肥大细胞和 T 淋巴细胞等多种炎症细胞参与的气道慢性炎症。这种炎症使易感者对各种激发因子具有气道高反应性，并引起气道缩窄。临床上表现为反复发作性的喘息、呼气性呼吸困难、胸闷、或咳嗽等多种症状，常在夜间和（或）清晨发作、加剧，多数患者可以自行缓解或经过治疗后缓解。治疗不得当，也可以引起不可逆性的气道缩窄。全球性的哮喘防治建议已成为目前防治哮喘的指南。

全球约有 1.6 亿哮喘患者，各国患病率 1%～13% 不等，我国的患病率 1%～4%。全国五大城市的资料显示 13～14 岁学生的哮喘发病率为 3%～5%。一般认为儿童的发病率高于成年人，成人男女患病率大致相同，约 40% 的患者有家族史。发达国家高于发展中国家，城市高于农村。

哮喘的临床表现为发作性伴有哮鸣音的呼气性呼吸困难或发作性胸闷和咳嗽，严重者被迫采取坐位或呈端坐呼吸，干咳或咳大量白色泡沫痰，甚至出现发绀等，有时咳嗽为唯一的症状（咳嗽变异性哮喘）。哮喘症状可以在数分钟内发生，经数小时或数天，用支气管舒张药或自行缓解。某些患者在缓解数小时后可再次发作，或在夜间或凌晨发作。有些青少年，其哮喘症状表现为运动时出现胸闷或呼吸困难（运动性哮喘）。

哮喘可以分为急性发作期和缓解期。缓解期是指经过治疗或未经治疗症状、体征消失，肺功能恢复到急性发作前水平，并维持 4 周以上。

【灸法偏方】

●偏方一

取肺俞穴、定喘穴、哮喘穴(哮喘穴在第七颈椎旁开 1 寸处)、丰隆穴,进行艾条灸,每穴每次艾条悬起灸 5 ~ 10 分钟,或实按 5 ~ 10 次。每日 1 次,发作期可 1 日 2 ~ 3 次。如无艾条可以香烟代替,但疗效略差。

●偏方二

取肺俞穴、定喘穴、哮喘穴(哮喘穴在第七颈椎旁开 1 寸处)、丰隆穴,进行艾炷隔姜灸,每穴每次灸 5 ~ 7 壮,一般每日灸治 1 次,发作期可 1 日 2 ~ 3 次,7 次为一疗程。

●偏方三

取肺俞穴、定喘穴、哮喘穴(哮喘穴在第七颈椎旁开 1 寸处)、丰隆穴,进行艾炷隔蒜灸,每穴每次灸 5 ~ 7 壮,一般每日灸治 1 次,发作期可 1 日 2 ~ 3 次,7 次为一疗程。

以上三个偏方适用于哮喘兼痰多。

●偏方四

取肺俞穴、定喘穴、哮喘穴(哮喘穴在第七颈椎旁开 1 寸处)、丰隆穴,进行艾炷瘢痕灸,根据不同的体质选用麦粒大、黄豆大、枣核大不同规格的艾炷。先在穴位上用笔做标记,并涂上蒜汁,然后将艾炷直接置于穴位上施灸,每穴每次灸 5 ~ 7 壮,每日灸治 1 ~ 2 次。灸过的穴位一般不再灸。适用于哮喘发作期。哮喘缓解期,一般在夏季初、中、末三伏天的第一日上午 11 时左右施灸。连灸 3 年。灸后用消毒纱布覆盖,注意局部卫生,做好灸后调护。

适用于哮喘兼喘甚。

●偏方五

取肺俞穴、定喘穴、哮喘穴(哮喘穴在第七颈椎旁开 1 寸处)、天突穴、丰隆穴,进行灯火灸,用灯芯草爆灸。每穴爆灸 1 次,每日 1 ~ 2 次,连灸 5 ~ 7 天。

●偏方六

取肺俞穴、定喘穴、哮喘穴(哮喘穴在第七颈椎旁开1寸处)、天突穴、丰隆穴,进行火柴灸,用灯芯草爆灸。每穴爆灸1次,每日1~2次,连灸5~7天。

●偏方七

取肺俞穴、定喘穴、哮喘穴(哮喘穴在第七颈椎旁开1寸处)、天突穴、丰隆穴,进行线香灸,用灯芯草爆灸。每穴爆灸1次,每日1~2次,连灸5~7天。

●偏方八

取肺俞穴、定喘穴、哮喘穴(哮喘穴在第七颈椎旁开1寸处)、天突穴、丰隆穴进行白芥子灸,取白芥子末适量,用清水或生姜汁调成糊状,贴敷于上背部肩胛间区。每次敷灸30~60分钟,每日或隔日1次,3次为一疗程。敷灸时局部皮肤红晕、灼热、微痛感,有时可以起泡。小泡不必处理,大泡用针将泡中水液放出,局部涂以龙胆紫药水,外用纱布覆盖,胶布固定。

以上四个偏方适用于发作期的哮喘。

●偏方九

取肺俞穴、定喘穴、哮喘穴(哮喘穴在第七颈椎旁开1寸处)、内关穴、中脘穴毛茛天灸,将鲜毛茛叶或根捣烂如泥状。取黄豆大毛茛泥,贴敷于大椎、定喘穴上,外加纱布覆盖,用胶布固定。待6~8小时后,局部皮肤发一小水泡,喘止即去药。小水泡一般不需处理,3~4天后即自行吸收消失。隔3~5天治疗1次。

适用于哮喘兼胸闷。

●偏方十

取肺俞穴、定喘穴、膻中穴、哮喘穴(哮喘穴在第七颈椎旁开1寸处)、足三里穴、肾俞穴、膏肓穴、气海穴,进行蒜泥天灸,患者伏卧,以肥皂水清洗背部皮肤,然后用75%酒精消毒。取麝香0.5~1克,亦可用丁桂散(丁香、肉桂各等分,研末贮瓶备用)5

克代替,均匀地撒敷在第七颈椎棘突至第十二胸椎棘突宽0.8～1寸的脊背中线长方形区域内。继将10～15个紫皮蒜头捣成泥状敷于上面。每次敷灸30～60分钟,自觉有热辣疼痛感时,除去蒜泥及药末,局部温水清洗,涂以消毒硼酸软膏,再覆以塑料薄膜,胶布固定即可。每年农历五月初五(即端午节)中午近12点施灸1次,连续施灸3年。

适用于哮喘缓解期。

【附注说明】

(1)灸法对急性哮喘发作期有一定缓解作用。但本病常反复发作,故需重视缓解期的扶正治疗,尤其是冬病夏治,疗效更佳。

(2)对哮喘持续状态,发生呼吸困难,而灸法一时不能缓解者,送医院抢救,以免延误病情,危及生命。

(3)过敏体质者,须避免接触致病原,禁止进食鱼、虾、蟹等过敏食物。有条件者在发病时移居外地疗养。

9. 胃痛

胃痛在脾胃肠病证中最为常见,人群中发病率较高,中药治疗效果显著。本病症是以胃脘部疼痛为主症,但同时常兼有泛恶、脘闷、嗳气、大便不调等症。

胃痛是临床上常见的一种病症,西医学的急、慢性胃炎,消化性溃疡,胃痉挛,胃下垂,胃黏膜脱垂症,胃神经官能症等疾病,当以上腹部疼痛为主要表现的病证。

胃痛的实证表现为胃痛暴作,胀闷难忍,或有刺痛,痛引两胁,恶心呕吐,大便不畅,饮食不香,苔腻脉弦。虚证的表现为胃痛缠绵日久,隐隐作痛,泛吐清水,喜暖怕凉,按之痛减,手足不温,便溏纳少,神疲乏力,舌淡脉弱。

【灸法偏方】

●偏方一

取中脘穴、足三里穴、神阙穴、内关穴、天枢穴、梁门穴、太冲穴,进行艾条灸,每次每穴悬起施灸 10～15 分钟,每日灸治 1～2次,7 次为一疗程。

● 偏方二

取中脘穴、足三里穴、神阙穴、内关穴、天枢穴、梁门穴、太冲穴,进行艾炷隔姜灸,每穴每次灸 5～7 壮,一般每日灸治 1～2次,艾炷如枣核大,7 日为一疗程。也可以取厚约 0.3 厘米,直径 4～5 厘米的姜 2 片,各置于中脘和神阙穴上,上置数个黄豆大艾炷,点燃施灸。待局部自觉灼烫时,稍上移姜片或上下左右来回移动姜片,使艾炷燃完。注意不可烫伤皮肤,燃完后再换艾炷施灸 2～3 次。适用于疼痛剧烈难忍之实性疼痛。

● 偏方三

取中脘穴、足三里穴、神阙穴、内关穴、天枢穴、梁门穴、太冲穴,进行艾炷隔蒜灸,每穴每次灸 5～8 壮,一般每日灸治 1～2次,艾炷如枣核大,10 日为一疗程。也可以取厚约 0.3 厘米的蒜 2 片,各置于中脘和神阙穴上,上置数个黄豆大艾炷,点燃施灸。待局部自觉灼烫时,稍上移蒜片或上下左右来回移动蒜片,使艾炷燃完。注意不可烫伤皮肤,燃完后再换艾炷施灸 2～3 次。适用于疼痛剧烈难忍之实性疼痛。

以上三个偏方适用于胃痛的实证(症状如上所述)。

● 偏方四

取中脘穴、足三里穴、神阙穴、内关穴、胃俞穴、脾俞穴、肾俞穴、关元穴,进行艾炷瘢痕灸,先灸背部,次灸腹部,前后交替进行。每穴每次施灸 3 壮,艾炷如黄豆大小或半粒枣核大。灸时艾火接近皮肤时以手缓缓拍打按摩周围皮肤,以减轻疼痛,并与患者交谈以分散其注意力。每日或隔日 1 次,2 次为一疗程。施灸后调护灸疮同前。

适用于迁延日久,屡治不效的虚性胃痛。

● 偏方五

取中脘穴、足三里穴、神阙穴、内关穴、胃俞穴、脾俞穴、肾俞穴、关元穴,进行天灸,取新鲜毛茛,除去叶茎,留下根须,清水洗净阴干,切碎,并加入红糖少许(约3%),共捣如泥膏状,然后贴于胃俞、肾俞、阿是穴(病痛处),外加胶布固定,15分钟左右,自觉局部烧灼,有蚁行感时将药弃去。如局部起水泡不必刺破,任其自行吸收。如局部发生感染,可用消炎软膏搽之,再加上消毒敷料盖上,保留2～3天即愈。

适用于虚性胃痛。

【附注说明】

(1)胃脘痛证候有时可以与肝胆疾患或胰腺炎相似,须注意鉴别。

(2)饮食起居要有规律,忌食刺激性食物。

(3)如出现出血(吐血或黑便时)而疼痛不解时,速送医院救治。

10. 呕吐

呕吐是指胃失和降,气逆于上,胃中之物从口吐出的一种病证。一般有物有声谓之呕,有物无声谓之干呕,呕与吐常同时发生,很难截然分开,故并称为呕吐。呕吐是内科常见的病证,除脾胃病证之外,其他多种急慢性病证中,也常出现呕吐症状。

呕吐的临床证候特征不尽一致,或干呕,或无声而呕吐,或声高而呕吐,甚或呕吐如喷;或食后即吐,或良久复出,或不食干呕;或呕吐新入之食,或呕吐不化之宿食,或呕吐涎沫;呕吐之物或多或少。呕吐常有诱因,如闻及特殊气味,饮食不节,情志不遂,以及寒暖失宜等因素,皆可以诱发呕吐,或使呕吐加重。本病常伴有脘腹满闷不舒、厌食、反酸嘈杂等,呕吐多偶然发生,但亦有反复发作者。其证候特征尚由于寒热虚实之异,而有不同的临床表现。

呕吐分为实证的呕吐与虚证的呕吐,其不同的临床表现有:实证为胃脘部突然感到不舒,突然性的呕吐,呕吐酸腐之物、清水或痰涎,食入即吐,吐后即觉舒服。虚证的表现为呕吐日久,时作时止,呕吐清水或无物,纳少便溏,手足不温,面色无华,神疲乏力。

【灸法偏方】

●偏方一

取中脘穴、内关穴、神阙穴、涌泉穴、足三里穴、丰隆穴,进行艾条灸,每次每穴施灸 10 ~ 15 分钟,每日灸治 1 ~ 2 次,7 次为一疗程。一般采用悬起灸,如呕吐频繁发生,病情较重者可以采用实按灸法。

●偏方二

取中脘穴、内关穴、神阙穴、涌泉穴、足三里穴、丰隆穴,进行艾炷隔姜灸,每穴每次灸 3 ~ 5 壮,一般每日灸治 1 ~ 2 次,艾炷如枣核大。

以上两个偏方适用于实症的呕吐。

●偏方三

取中脘穴、内关穴、神阙穴、涌泉穴、脾俞穴、胃俞穴,进行艾炷隔姜灸,每穴每次灸 5 ~ 9 壮,一般每日灸治 1 ~ 2 次,艾炷如黄豆大。3 次为一疗程。

这个偏方适用于虚症的呕吐。

●偏方四

取中脘穴、内关穴、神阙穴、涌泉穴、脾俞穴、胃俞穴,进行天灸:

(1)伤湿膏天灸法:主治晕船晕车者。乘车、船前,取伤湿止痛膏一张,贴敷于脐部(神阙穴)处。忌食煎炸油腻之食物,乘车靠前就坐,此能确保旅途平安,到达目的地后即可祛除。

(2)葱蒜椒天灸法:主治朝食暮吐,暮食朝吐,噎嗝反胃者。取生葱头 10 克,大蒜头 10 克,白胡椒 10 克,酒曲 3 个,混合捣烂如烂泥状加黄酒少许调和,软坚适度,制成 3 个药丸。用时取药丸压扁,分别贴于双侧足心涌泉穴、神阙穴,外盖以纱布,胶布固定,每日 1 次。敷至脚心发热,脐部辣痛即可以祛除,以免起泡。

(3)吴茱萸姜糊天灸法:主治食入即吐之神经性呕吐。取吴茱萸 30 克研细末贮瓶备用。使用时取 3 克吴茱萸药末加姜汁适量调如稠糊状。取蚕豆大药糊分别敷贴于中脘、内关或劳宫穴,外用纱布覆盖,胶布固定。敷药后 6～12 个小时局部出现辣痛、烧灼感时,不要祛除药糊,以免影响疗效。局部起泡按照常规方法处理。

【附注说明】

(1)本证需要与妊娠呕吐、与颅脑疾患引起的呕吐相鉴别,不可盲目从事,延误病情,耽搁治疗。

(2)呕吐是驱邪外出的一种表现,故不可以盲目止吐。对治疗后病情不见好转,或反复呕吐才用此法治疗。

(3)施灸期间,注意饮食,忌生冷或油腻食物。

(4)对于频繁或反复呕吐者,严重脱水者,需送医院进行输液治疗,纠正水、电解质失衡。

11. 呃逆

呃逆是指胃气上逆动膈,气逆上冲,喉间呃呃连声,声短而频,不能自制为主要表现的病证。呃逆古称"哕",又称"哕逆"。呃逆的主要临床表现是喉间呃呃连声,声音短促,频频发出,病人不能自制。临床所见以偶然发生者居多,这种呃逆为时短暂,多在不知不觉中自愈。有的则屡屡发生,持续时间较长。当然,就医者,是呃逆持续数日不止,或在较长的时间内屡屡发生,情绪、饮食均受影响的病人。呃逆的声音有高有低,气力有大有小,间隔有疏有密,声出有缓有急,这些表现与证候有关。凡影响胃气和降的因素均可以导致呃逆,但临床常见总以饮食与情志因素居多。本病常伴有胸膈痞闷,脘中不舒,情绪不安等。

西医学中的单纯性膈肌痉挛即属呃逆。而其他疾病如胃肠神经官能症、胃炎、胃扩张、胃癌、肝硬化晚期、脑血管病、尿毒症以及胃、食道手术后等所引起的膈肌痉挛,均可以参考本节辨证施治。

呃逆在临床辨证时可以分为实证和虚证两种。实证的表现有呃声连连,频繁发作,呃声响亮,胸脘痞闷,嗳气酸腐,尿赤便秘者;虚证可以表现为呃声低微,形气虚弱,四肢逆冷,脉细者。

【灸法偏方】

取穴:膈俞　内关　　天突　　膻中
配穴:实证加巨阙　行间　　内庭
　　　虚证加关元　气海　　足三里

●**偏方一**

取膈俞穴、内关穴、天突穴、膻中穴、巨阙穴、行间穴、内庭穴,进行灯火灸,取灯芯草灼穴位,一点即为一壮,每次为一壮。发作时或发作前点灼,1日可以施灸多次。

●**偏方二**

取膈俞穴、内关穴、天突穴、膻中穴、巨阙穴、行间穴、内庭穴,进行火柴灸,取火柴灼灸穴位,一点即为一壮,每次为一壮。发作时或发作前点灼,1日可以施灸多次。

以上两个偏方适用于实证的呃逆。

●**偏方三**

取膈俞穴、内关穴、天突穴、膻中穴、关元穴、气海穴、足三里穴,进行艾炷隔姜灸,每次每穴施灸10～15分钟,艾炷如枣核大,一般每日灸治1～2次。发作前灸治效果更佳。

适用于虚证的呃逆。

●**偏方四**

取膈俞穴、内关穴、天突穴、内庭穴、气海穴,进行艾炷发泡灸,取大蒜头一只捣烂如泥取汁备用。手平置桌上,侧掌屈指,在中魁穴上点涂蒜汁,将麦粒大的小艾炷置穴上点燃施灸。待局部稍感灼痛时立即将艾火压灭,也可再持续灸1～3秒,将艾炷去掉,皮肤出现一小红晕或一小白点,隔数小时后就会发泡,不需挑破,任其自然吸收。

此法适用于呃逆频繁而它法无效之时。

【附注说明】

（1）灸治呃逆效果较好,但癌症或危重病人继发呃逆,只能一时止呃,缓解症状,故需要积极治疗原发病。

（2）饮食宜清淡,忌食油腻煎炸食品。

12．腹痛

腹痛是指胃脘以下、耻骨毛际以上的部位发生疼痛为主要表现的病证,多由于脏腑气机不利,经脉失养而成。临床上极其常见。本节主要讨论内科腹痛,外科、妇科所致的腹痛不包括在内,另外,痢疾、霍乱、臌胀、虫证等内科疾病出现的腹痛症状,都可以参考本节辨证施治。

腹痛部位在胃脘以下,耻骨毛际以上,疼痛部位又可分为脐腹、胁腹、少腹、小腹。疼痛性质可以表现为隐痛、胀痛、冷痛、灼痛、绞痛、刺痛,但外无胀大之行,触之腹壁柔软,可有压之痛剧,但无反跳痛,其痛可呈持续性,亦可以时缓时急,或常反复发作。疼痛发作或加重,常与饮食、情志、受凉、劳累等诱因有关,起病或缓或急,多伴有饮食、大便失常。部分腹痛常牵掣其他部位作痛,其痛固定不移,或走窜不定。

腹痛是临床上常见的症状之一,内科腹痛可见于西医学中的许多疾病之中,如急慢性胰腺炎、胃肠痉挛、不完全性肠梗阻、结核性腹膜炎、腹型过敏性紫癜、肠道激惹综合征、消化不良性腹痛、输尿管结石等,当以腹痛为主要临床表现,并能排除外科、妇科疾病时,均可以参考本节进行施治。

腹痛在临床上的表现可以分为实证和虚证两种。实证的表现为突然腹痛,剧痛难忍,拒按,有明显的伤食及感受寒凉史,喜温怕冷,便溏肢凉,或嗳腐吞酸,痛则欲泻,泻后痛减。虚证的表现为腹痛绵绵,时作时止,痛时喜按喜暖,神疲怕冷便溏。

【灸法偏方】

取足三里穴、神阙穴、中脘穴、下脘穴,进行以下四种灸法,适用于上腹痛。取足三里穴、神阙穴、天枢穴、气海穴,进行以下四种灸法,适用于绕脐痛。取足三里穴、神阙穴、石门穴、关元穴,进行以下四种灸法,适用于下腹痛。

艾条灸:根据疼痛部位选取相应的穴位,每次每穴施灸 10 ~ 15 分钟,每日灸治 1 ~ 2 次,以局部潮红,疼痛缓解为度。实证用实按灸,虚证用悬起灸治之,灸至疼痛消失为止。

温灸盒灸:根据疼痛部位选取相应的穴位,每次每穴施灸 10 ~ 20 分钟,以局部潮红,疼痛缓解为度。每日灸治 1 ~ 2 次,灸至疼痛消失为止。

艾炷隔姜灸:根据疼痛部位选取相应的穴位,每穴每次灸 3 ~ 5 壮,一般每日灸治 1 次,病情重者可以灸治 2 次,艾炷如枣核大,7 日为一疗程。

艾炷隔盐灸:取精白食盐适量研为细末纳入脐窝(神阙穴),上置生姜片与艾炷施灸,艾炷如枣核大。每穴每次灸 3 ~ 5 壮,一般每日灸治 1 次,病情重者可以灸治 2 次,7 日为一疗程。如小儿哭闹不便施灸时,可以改用艾条隔盐在脐上施灸,应谨防烫伤,最好在小儿熟睡时进行。

【附注说明】

(1)灸治后,疼痛仍不能缓解者,速去医院诊治。

(2)灸治期间,夏天不可以贪凉户外暴宿,或过食冷饮,以免影响疗效或加重病情。

(3)慢性腹痛者,须持之以恒,坚持 2 ~ 3 个疗程的治疗。

13. 泄泻

泄泻是指以排便次数增多,粪质稀薄或完谷不化,甚至泻如水样为特征的病证。一年四季均可以发病,但以夏秋两季较为多见。腹泻容易反复发作,有的随个人体质、季节、地域之不同,又有各自不同的兼证。

泄泻以大便清稀为临床特征,或大便次数增多,粪质清稀;或便次不多,但粪质清稀,甚或如水状;或大便稀薄,完谷不化。常兼有脘腹不适,食少纳呆,小便不利等症状,多由于外感寒热湿邪、内伤饮食情志、脏腑失调等形成脾虚湿盛而致泻。暴泻多起病急,变化快,泻下急迫,泻下量多,多为外邪所致;久泻则起病缓,变化慢,泻下势缓,泻出量少,常有反复发作的趋势,常因饮食、情志、劳倦而诱发,多为脏腑功能失调而成。

本病与西医学中的腹泻含义相同,可以见于多种疾病,凡属于消化器官发生功能或器质性病变导致的腹泻,如急慢性肠炎、肠结核、肠道激惹综合征、消化吸收不良综合征等,均可以参考本节辨证论治。

泄泻在临床上的表现可以分为急性腹泻和慢性腹泻两种。急性腹泻的表现为发病急骤,腹痛,大便次数增多,粪质清稀,或如水状,水谷相杂,或肛门灼热,大便热臭,小便短赤,口渴心烦等。慢性腹泻的表现为发病缓慢,腹泻迁延日久腹泻次数较少,粪质稀溏,黎明前腹部微痛,痛则欲便,或肠鸣而不痛,不思饮食,喜暖畏寒等。

【灸法偏方】

● 偏方一

取中脘、足三里穴、神阙穴、大椎穴、曲池穴、合谷穴进行艾条悬起灸,每次每穴施灸 10 ~ 15 分钟,每日灸治 1 ~ 2 次,重者可以每日 2 ~ 3 次,5 次为一疗程。对小儿施灸时,术者食、中二指分开置于施灸穴位两侧预测温度及时调节施灸高度,以免烫伤小儿皮肤。

适用于泄泻兼发热恶寒者。

● 偏方二

取中脘、足三里穴、神阙穴、脾俞穴、肾俞穴、关元穴进行艾炷隔姜灸,每穴每次灸 3 ~ 5 壮,一般每日灸治 1 次,病情重者可以灸治 2 次,艾炷如枣核大,7 日为一疗程。

● **偏方三**

取中脘、足三里穴、神阙穴、脾俞穴、肾俞穴、关元穴进行艾炷隔盐灸,取精白食盐适量研为细末纳入脐窝(神阙穴),上置生姜片与艾炷施灸,艾炷如枣核大。每穴每次灸 3～5 壮,一般每日灸治 1 次,病情重者可以灸治 2 次,7 日为一疗程。对小儿施灸时,如小儿哭闹不便施灸时,可以改用艾条隔盐在脐上施灸,应谨防烫伤,最好在小儿熟睡时进行。

● **偏方四**

取中脘、足三里穴、神阙穴、脾俞穴、肾俞穴、关元穴进行艾炷隔附子饼灸,取适量附子切细研为细末贮瓶备用。施灸时取附子末 10 克,以黄酒调和做五分硬币大小、厚约 0.5 厘米的附子饼 4 个,中央用针扎数孔,分别置于腹或腰背部位上,上置艾炷灸之。每穴每次灸 3～5 壮,一般每日灸治 1 次,7 日为一疗程。

● **偏方五**

取中脘、足三里穴、神阙穴、脾俞穴、肾俞穴、关元穴进行艾炷隔胡椒饼灸,取适量胡椒切细研为细末贮瓶备用。施灸时取胡椒 10 克以黄酒调和做五分硬币大小、厚约 0.5 厘米的胡椒饼 4 个,中央用针扎数孔,分别置于腹或腰背部位上,上置艾炷灸之。每穴每次灸 3～5 壮,一般每日灸治 1 次,7 日为一疗程。

适用于慢性腹泻、黎明前腹泻。

● **偏方六**

取中脘、足三里穴、神阙穴、天枢穴、内关穴,进行艾炷无瘢痕灸,端坐,在腹泻特效穴(足外踝最高点直下,精细皮肤交界处,左右各一穴),点涂蒜汁,黄豆大的艾炷放置于两侧或一侧穴位上(靠蒜汁将艾炷黏附),点燃施灸,待艾炷燃烧至 1/2～1/3,自觉局部有灼烫时,去除艾炷,再涂蒜汁,置艾炷施灸,每穴每次灸 7～9 壮,每日 2 次,3～5 天为一疗程。适用于急性腹泻兼脘腹胀痛者。

● **偏方七**

取中脘、神阙穴、天枢穴、脾俞穴、肾俞穴、关元穴进行温灸盒灸,每穴每次灸 15～30 分钟,一般每日灸治 1 次,7 次为一疗程。适用于寒性腹泻及慢性腹泻者。

● **偏方八**

取中脘、神阙穴、天枢穴、上巨虚、下巨虚进行丁桂散天灸,取丁香、肉桂各等分,研为细末贮瓶备用。施灸时取药末适量纳入脐窝(神阙穴),将脐填齐,上用伤湿止痛膏或胶布固定,四周勿使漏气即可。每日换药 1 次,5 次为一个疗程。上面可以加用温热袋或点燃的艾条施灸 10～15 分钟,1 日 2 次,增强疗效。

适用于小儿腹泻者。

【附注说明】

(1)注意饮食,忌食生、冷、油腻、煎炸之品。

(2)灸治腹泻有一定的效果,但对慢性腹泻者,灸治时间较长,一般 2～3 个疗程。见效后仍需持续灸治一段时间,灸治次数可以为隔日或 3 日 1 次。

(3)如配合腹部按摩(逆时针按摩 60 次)、捏脊(由下而上捏),可以提高疗效。

14. 便秘

便秘是指由于大肠传导失常,导致大便秘结,排便周期延长;或周期不长,但粪质干结,排出艰难;或粪质不硬,虽有便意,但硬而不畅的病证。

便秘是临床上的常见症状,可以出现于各种急慢性病证过程中。本节讨论的是以便秘为主要临床表现的病证。中药对便秘有良好的疗效。

临床上许多病证可以出现便秘的症状,如胃痛、膨胀、黄疸等,此时的便秘不属于本节讨论的范围,应参考有关章节进行辨证论治。西医学中的功能性便秘,属于本病的范畴,同时肠道激惹综合征、肠炎恢复期、直肠及肛门疾病所致的便秘、药物性便秘、内分泌及代谢性疾病的便秘,以及肌力减退所致的排便困难等,可参照本节辨证论治。

便秘在临床上有各种不同的表现,或大便次数减少,常三五日、七八日大便一次,甚则更长时间,多数粪质干硬,排出困难,且伴有腹胀、腹痛、头晕、头胀、嗳气食少、心烦失眠等;或排便次数不减,但粪质干燥坚硬,排出困难,常由于排便努挣导致肛裂、便血,日久引起痔疮等;或粪质不干硬,也有便意,但排出不畅,排便无力,排便时间延长,常出现努挣汗出,乏力气短,心悸头晕等症状。

便秘在临床上的表现可以分为实证和虚证两种。实证的表现为大便干结,三五日一解,身热烦躁,口干口臭,腹胀疼痛,苔黄脉滑。虚证的表现为老年人、产妇、久病后大便干燥难解,面色无华,头晕心悸,苔薄脉细。

【灸法偏方】

●偏方一

取支沟穴、大肠俞、天枢穴、神阙穴、照海穴进行艾条悬起灸,每次每穴施灸 10 ~ 15 分钟,每日灸治 1 ~ 2 次,灸至便通为止。

●偏方二

取支沟穴、大肠俞、天枢穴、神阙穴、照海穴进行艾炷隔盐灸,取精白食盐适量研为细末纳入脐窝(神阙穴),上置生姜片与艾炷施灸,艾炷如枣核大。每穴每次灸 7 ~ 9 壮,一般每日灸治 1次,病情重者可以灸治 2 次,7 日为一疗程。

适用于便秘实证者(症状见上)。

●偏方三

取支沟穴、大肠俞、天枢穴、足三里、脾俞、胃俞、太溪穴,进行灯火灸,取灯芯草一根,蘸油后点燃,在尾骶部由上而下灼穴位5 ~ 7壮,每日 1 ~ 2 次,再灸时要避开原灸点,直至便通为止。如无灯芯草,可以用火柴、线香代替施灸。

●偏方四

取支沟穴、大肠俞、天枢穴、足三里、脾俞、胃俞、太溪穴,进行天灸,取甘遂 3 克,食盐 3 克(炒),丁香 1 克,共研为细末,用适量的生姜汁调和成膏状。取药膏如蚕豆大,分别压扁敷于以上穴位上,盖以纱布,胶布固定。再以艾条点燃隔药熏灸。一般熏灸30 ~ 45 分钟即通便,待便通后去药。如局部红赤起泡者,可用消毒针刺破,涂以龙胆紫药水,外用消毒纱布覆盖即可。

【附注说明】

(1)养成定时大便的习惯,平时多食蔬菜,增强肠道蠕动,促进排便。

(2)灸治便秘有一定的疗效,如配合腹部按摩(顺时针按摩腹部 60 次),擦骶椎(以两手掌由上而下擦骶尾部 60 次),可以提高疗效。

15．遗精

遗精是指不因性生活而精液频繁遗泄的病证。多因肾虚精关不固,或君相火旺,湿热下注等,扰动精室所致。有梦而遗精,称为梦遗;无梦而遗精,甚至清醒时精液流出,称为滑精。

西医学的神经衰弱、前列腺炎等引起的遗精,一般都可以参照本节内容辨证论治。

遗精,每周 2 次以上,可以在睡梦中遗泄,亦可以在清醒时流出,并有头昏、耳鸣、健忘、心悸、失眠、腰酸、腿软、精神萎靡等症状。若以劳心过度为因者,多兼见头昏且晕、心悸、健忘、精神不振、倦怠乏力、舌红、脉细数等;若以恣情纵欲为因者,多兼见头昏目眩、腰酸耳鸣、倦怠乏力、舌红少津、脉弦细带数等;若以禀赋不足为因者,多兼见面色惨白、精神萎靡、舌质淡、脉沉弱等;若以饮食不节为因者,多兼见口苦或渴、小便热赤、苔黄腻、脉濡数等。

临床诊断时,已婚男子不因性生活而排泄精液,多在睡眠中发生,每周超过 1 次以上;或未婚男子频繁发生精液遗泄,每周超过 2 次以上者,伴有耳鸣、头昏、神倦乏力、腰膝酸软等症状,持续1 个月以上,即可诊断为本病证。直肠指诊、前列腺 B 超及精液常规等检查,可以帮助病因诊断。

梦遗:遗精频繁,1 月数遗,多伴有梦境,阳事举而易泄。兼有头晕目眩,腰酸耳鸣,精神不振等证。

滑精:睡眠中无梦而精液自遗,或白天动念则精液滑出,头晕心悸,畏寒肢冷,阳痿等。

【灸法偏方】

取穴:

主穴:关元　肾俞　上髎　次髎　中髎　下髎

配穴:梦遗加神门　心俞

　　　滑精加志室　太溪

　　　头晕心悸加内关

　　　畏寒肢冷加命门

　　　腰膝酸软耳鸣加腰阳关

●偏方一

每次随症取穴 3～5 个穴位,进行艾条灸,每次每穴施灸10～15分钟,或实按灸 4～5 次,每日灸治 1～2 次,10 次为一疗程。疗程应间隔 5 天。

●偏方二

每次选取腹或腰背部穴位 2～3 个穴位,进行温灸盒灸,每穴每次灸 10～20 分钟,一般每日灸治 1 次,10 次为一疗程,疗程间隔 5 天。适用于遗精而畏寒肢冷者。

●偏方三

每次选取腹或腰背部穴位 3～5 个穴位,进行艾炷隔姜灸,每穴每次灸 7～9 壮,一般每日或隔日灸治 1 次,艾炷如半粒枣核大或黄豆大,10 日为一疗程。

●偏方四

每次随症取穴 3～5 个穴位,进行艾炷瘢痕灸,用黄豆大艾炷每穴每次灸2～3壮,每周灸治1次,3次为一疗程。适用于屡治效果不明显者。灸治后做好灸疮处理,再次治疗时换穴施灸。

● **偏方五**

每次随症取穴3～5个穴位,进行灯火灸,每穴每次灼灸3～5壮,每日1次,7次为一疗程。如无灯芯草可以用火柴、线香代替施灸。

● **偏方六**

遗精膏天灸,取五倍子200克粉碎为末,贮瓶备用。灸时取药粉10克,加醋适量调和成膏状,作成3枚药团,分别贴敷于关元、两侧肾俞穴,纱布覆盖,胶布固定。早上贴药,次晨换药。10天为一疗程。

【附注说明】

(1)本病一般病程较长,且易复发,故须坚持治疗,即使病情好转仍需要巩固治疗。

(2)本病与精神因素关系密切,宜正确对待,消除顾虑,积极参加体育锻炼,杜绝手淫恶习。

16.阳痿

阳痿是指青壮年男子,由于虚损、惊恐或湿热等原因,致使宗筋弛纵,引起阴茎痿软不举,或临房举而不坚的病证。

西医学中的男子性功能障碍和某些慢性疾病表现以阳痿为主者,均可以参考本节内容进行辨证论治。

我们在临床上诊断本病时,可以下标准进行判断:青壮年男子性交时,由于阴茎不能有效的勃起,无法进行正常的性生活,即可诊断为本病。多有房事太过,久病体虚,或青少年频犯手淫史,常伴有神疲乏力、腰酸膝软、畏寒怕冷,或小便不畅、淋漓不尽等症状。要排除性器官发育不全,或药物引起的阳痿。

阳痿可表现为房事不举,但睡梦中易举;也可表现为举思交合,但临房即痿;还可以表现为举而不坚,不能持久。阳痿常与遗精、早泄同时并见。阳痿若以命门火衰为因者,常兼见头晕耳鸣,面色惨白,畏寒肢冷,精神萎靡,腰膝酸软,精薄清冷,舌淡苔白,脉沉细等。阳痿若以心脾受损为因者,常兼见精神不振,面色不华,夜不安寐,胃纳不佳,苔薄腻,脉弦细等。阳痿若以肝郁不舒为因者,常兼见情绪抑郁,烦躁易怒,胸胁胀闷,苔薄脉弦等。阳痿若以湿热下注为因者,常兼见阴囊潮湿、臊臭,下肢酸困,小便黄赤,苔黄腻,脉濡数等。

【灸法偏方】

● 偏方一

取命门穴、肾俞穴、关元穴、腰阳关穴、中极穴,进行艾条灸,每次每穴施灸 10 ~ 15 分钟,或实按灸 4 ~ 5 次,每日灸治 1 ~ 2 次,或隔日灸治 1 ~ 2 次,10 为一疗程。

● 偏方二

取命门穴、肾俞穴、关元穴、腰阳关穴、中极穴,进行艾炷隔姜灸,每次每穴施灸 5 ~ 7 壮,每日灸治 1 次,或隔日灸治 1 ~ 2 次,艾炷如黄豆大,或半粒枣核大小,7 次为一疗程。

● 偏方三

取命门穴、肾俞穴、关元穴、腰阳关穴、中极穴,进行艾炷隔附子灸:每次选取 4 ~ 5 个穴位,每次每穴施灸 5 ~ 7 壮,每日灸治 1 次,或隔日灸治 1 ~ 2 次,10 次为一疗程。

适用于命门火衰者。

● 偏方四

取命门穴、肾俞穴、关元穴、三阴交穴、阴陵泉穴,进行艾炷瘢痕灸,每次随症取穴 2 ~ 4 个穴位,每次每穴施灸 3 ~ 5 壮,艾炷如黄豆大,或半粒枣核大小,每周灸治 1 次,3 次为一疗程。

适用于病程较长,他法治疗效果较差者。

● 偏方五

取命门穴、肾俞穴、关元穴、三阴交穴、阴陵泉穴,进行艾炷发泡灸,每次每穴施灸 3 ~ 5 壮,艾炷如黄豆大。待艾炷燃烧至

1/3～1/2 时,局部自觉灼痛时,稍忍 2～3 秒,即去艾炷,再换炷施灸。灸后局部有白点,1～2 小时后起泡。大者用针刺破放水;小者可以不必处理,待其自行吸收。一周灸治 1 次,3 次为一疗程。

●偏方六

取神阙穴、曲骨穴,进行阳痿膏天灸,取乌附子 1 个(重约 45克),挖成空壳,将阿片 1.5 克,穿山甲 3 克,土硫磺 6 克,粉碎为末,与挖出的附子末混合后再填入附子壳内,然后用好酒 250 毫升,放锅内入附子加热,用文武火煎熬至酒干,将附子取出。再取麝香 0.3 克,与附子捣融如膏备用。天灸时取药膏如黄豆大,分别置于以上 2 个穴位上,上盖纱布,胶布固定即可。3 日换药1 次。

以上两个偏方适用于湿热下注型的阳痿。

【附注说明】

(1)艾灸对阳痿有较好的治疗作用,但须持之以恒,一般 4～5 个疗程方见效果。

(2)灸治期间,应远房事,以免影响疗效。

17．痿病

痿病是指肢体筋脉弛缓,软弱无力,日久不用,引起肌肉萎缩或瘫痪的一种病证。痿者,萎也,枯萎之义,即肢体痿弱,肌肉萎缩。凡手足或其他部位的肌肉痿软无力,弛缓不收者均属于痿病范畴。因多发生在下肢,故有"痿躄"之称。

西医学中的感染性多发性神经根炎、运动神经元病、重症肌无力、肌营养不良,均符合本病证的证候特征,均可以参考本节辨证论治。本病以下肢或上肢、一侧或两侧筋脉弛缓,痿软无力,甚至瘫痪日久,肌肉萎缩为主症。具有感受外邪与内伤积损的病因,有缓慢起病的病史,也有突然发病者。神经系统检查肌力降低,肌萎缩,必要时做肌电图、肌活检与酶学检查等有助于明确诊断。

本病临床上以手足软弱无力、筋脉弛缓不收、肌肉萎缩为主要证候特征,也是各证共同特点。本病以肢体痿软,不能随意运动为主,但病有急缓与虚实的不同。其病急者,发展快,肢体不用,或拘急麻木,肌肉萎缩不明显,多属于实证;发病缓,肢体弛缓,肌肉萎缩明显不用者,多属于虚证。

痿病的主要临床表现兼见发热、咳嗽、心烦、口渴、小便短赤、大便干燥、舌红苔黄、脉细数者为肺热型;兼见身重、胸脘痞闷、小便浑浊,或两足发热、遇冷则舒、苔黄腻、脉濡数者为湿热型;伴有腰脊酸软、遗精早泄、头晕目眩、肌肉日渐瘦削枯萎者为肝肾虚型。

【灸法偏方】

●偏方一

根据痿证的不同部位,上肢或下肢选取不同穴位,配合尺泽穴、肺俞穴,进行艾条灸,每次每穴悬起灸 5~10 分钟,或实按灸 7~10 壮。每日或隔日 1 次,10 次为一疗程。

●偏方二

根据痿证的不同部位,上肢或下肢选取不同穴位,配合尺泽穴、肺俞穴,进行香烟灸,每次每穴悬起灸 5~10 分钟,或实按灸 7~10 壮。每日或隔日 1 次,10 次为一疗程。

以上两个偏方适用于肺热型的痿证(症状如前所述)。

●偏方三

根据痿证的不同部位,上肢或下肢选取不同穴位,配合阴陵泉穴、脾俞穴,进行艾炷隔姜灸,每次每穴灸治 5~7 壮,艾炷如枣核大小。每日或隔日 1 次,10 次为一疗程。

●偏方四

根据痿证的不同部位,上肢或下肢选取不同穴位,配合阴陵泉穴、脾俞穴,进行温灸盒灸,每穴每次灸治 10~15 分钟,以局部皮肤出现红晕为度。每日或隔日 1 次,10 次为一疗程。

以上两个偏方适用于湿热型的痿证(症状如前所述)。

●偏方五

根据痿证的不同部位,上肢或下肢选取不同穴位,配合肝俞穴、肾俞穴、三阴交穴,进行灯火灸,每次每穴灼灸 1～3 壮。每日 1 次,10 次为一疗程。

这个偏方适用于肝肾阴虚型的痿证(症状如前所述)。

【附注说明】

(1)痿病大多见于疾病之后期出现,故病程较长,灸治时间也需要 3～4 个疗程方能见效,灸治时要耐心。如配合针刺、推拿等灸法则效果更佳。

(2)在医生指导下,进行针对性的适量功能锻炼,有益于健康。

18.痹证

痹证是泛指机体正气不足,卫外不固,邪气乘虚而入,致使气血凝滞,经络痹阻,引起相关系统疾病的总称。《内经》所言内痹和外痹,如五脏痹、六腑痹、奇恒之腑痹、五体肢节痹,反映了痹证的基本内容,可见,痹证有广义和狭义之不同,又分为外痹和内痹。本节主要讨论肢节痹证。

所谓肢节痹证,是指以肢体经络为风寒湿热之邪所闭塞,导致气血不通,经络痹阻,引起肌肉、关节、筋骨发生疼痛、酸楚、麻木、重着、灼热、屈伸不利,甚或关节肿大变形为主要临床表现的病证。以潮湿、高寒之地,或气候变化之时,罹患者为多。古往今来,痹证患者求治于中医者,疗效亦佳。

西医学的风湿病、风湿性关节炎、类风湿性关节炎、强直性脊柱炎、骨性关节炎等疾病以肢节痹证为临床特征者,可以参考本节辨证论治。

本病的临床表现可以分为以下几种情况:

行痹者,其痛游走不定,恶风寒,舌苔黄腻,脉浮滑;痛痹者,全身或局部关节疼痛,痛处固定,得热痛减,遇冷加剧,舌苔白,脉紧;着痹者,肌肤麻木,肢体关节酸楚,重着而痛,手足笨重,活动不灵,阴雨天加剧,舌苔白腻;热痹者,肢体关节灼痛,或痛处红肿,肿胀剧烈,筋脉拘急,兼有发热,口渴,苔黄脉数。

【灸法偏方】

取穴:按病位所在选取穴

肩部:肩髃　肩髎　肩贞　肩前

肘部:曲池　肘髎　少海　天井　合谷

腕部:阳池　外关　阳溪　腕骨

髀部:环跳　居髎　悬钟　阿是穴

膝部:梁丘　足三里　膝眼　阳陵泉

踝部:申脉　照海　丘墟　昆仑

足部:天柱　后溪　照海　昆仑

腰骶部:腰阳关　八髎　委中　大肠俞

按病性选取穴位

行痹:膈俞　血海

痛痹:肾俞　关元

着痹:足三里　商丘

热痹:大椎　曲池

● 偏方一

根据痹证所在的部位,按照以上穴位选穴,加膈俞穴、血海穴,进行艾条灸,每次每穴施灸 10～15 分钟,每日或隔日灸治 1～2 次,7 次为一疗程。实证可以采用悬起灸,虚证可以采用实按灸法。

● 偏方二

根据痹证所在的部位,按照以上穴位选穴,加膈俞穴、血海穴,进行荆防蒸汽灸,取荆芥、防风、艾叶、大蒜(去皮)各 30 克,加水煮沸后,将患部置盆上熏灸。每次熏灸 1～2 小时,熏灸后用干毛巾擦干患处,小心着凉。每日熏灸 1 次,5 次为一疗程。

以上两个偏方适用于行痹。

●偏方三

根据痹证所在的部位,按照以上穴位选穴,加肾俞穴、关元穴,进行小茴香天灸,取小茴香 150 克,醋糟 600 克,入锅炒热,装入布袋中,敷于患处。凉了再加热,如此反复 2～3 次,约需要 20～30 分钟。

●偏方四

根据痹证所在的部位,按照以上穴位选穴,加肾俞穴、关元穴,进行艾炷隔姜灸,每次每穴灸治 5～7 壮,艾炷如枣核大小。每日或隔日 1 次,7 次为一疗程。

●偏方五

根据痹证所在的部位,按照以上穴位选穴,加肾俞穴、关元穴,进行艾炷隔盐灸,取精白食盐适量研为细末纳入脐窝(神阙穴),上置生姜片与艾炷施灸,艾炷如枣核大。每穴每次灸 15～30 壮,一般每日或隔日灸治 1 次,病情重者可以灸治 2 次,7 日为一疗程。

●偏方六

根据痹证所在的部位,按照以上穴位选穴,加肾俞穴、关元穴,进行硫磺隔姜灸,取纯净陈艾绒 100 克,放入砂锅内,加水煮沸后过滤。将澄清的药汁再倒入紫铜锅内(约半锅),加硫磺粉适量,搅拌成糊状,再加高热,渐渐熬成油汁状,注意搅拌,务必使各处温度均衡,待普遍出现黄橙色时,立即将药锅拿开(否则硫磺要燃烧而失效),将药汁倒入瓷盘内,任其冷却。施灸前,将药块切成绿豆大小的细粒数枚,备用。施灸时,取生姜 0.2～0.3 厘米一块,放于需要施灸的部位处,再取硫磺灸料一粒放于姜片中央,点燃灸之。如果患者感觉灼热时,即可用物将其吹灭。每次灸 1～3 壮。多选用病变局部压痛点。

以上四个偏方适用于痛痹。

●偏方七

根据痹证所在的部位,按照以上穴位选穴,加足三里穴、商丘穴,进行斑蝥天灸,每次每穴天灸 30 ~ 60 分钟。如局部出现水泡,用针刺破,放出水液,外敷消毒纱布,以防感染。

● **偏方八**

　　根据痹证所在的部位,按照以上穴位选穴,加足三里穴、商丘穴,进行透骨草天灸,取适量新鲜的透骨草,捣烂成泥状,敷于患处,外盖油纸,胶布固定,每次 1 ~ 2 小时。起泡者,效果尤佳。但需要注意护理,以防感染。

● **偏方九**

　　根据痹证所在的部位,按照以上穴位选穴,加足三里穴、商丘穴,进行五倍子天灸,取五倍子 500 克,烘干研为细末贮瓶备用。取食用醋 1500 毫升放入锅内熬至 500 毫升,入五倍子末熬成膏状。施灸时取药膏适量敷于患处,外盖油纸,胶布固定,每日天灸 1 次,5 次为一疗程。

　　以上三个偏方适用于着痹。

● **偏方十**

　　根据痹证所在的部位,按照以上穴位选穴,加大椎穴、曲池穴,进行凤仙花天灸,取凤仙花全草 1000 克,加水煮取浓汁,并继续加热熬成膏。敷灸时取药膏适量敷贴于患者阿是穴,外盖油纸,胶布固定,每日天灸 1 次,5 次为一疗程。

● **偏方十一**

　　根据痹证所在的部位,按照以上穴位选穴,加大椎穴、曲池穴,进行芙蓉叶天灸,将芙蓉叶烘干研为细末,天灸时取适量药末,用香油或蓖麻油调成膏状,敷于患者阿是穴,外盖油纸,胶布固定,每日天灸 1 次,7 次为一疗程。

● **偏方十二**

　　根据痹证所在的部位,按照以上穴位选穴,加大椎穴、曲池穴,进行灯火灸,一般每日或隔日爆灸 1 次,7 次为一疗程。如无灯芯草可以用线香、火柴代替。

　　以上两个偏方适用于热痹。

【附注说明】

（1）痹证有较好的治疗效果,但对于类风湿性关节炎仅有缓解症状的作用。

（2）注意劳逸结合,注意保暖,以免复发或影响治疗效果。

（3）2个疗程治疗,症状仍不见好转者,应去医院进行中西医结合治疗。

（二）灸法治疗外科疾病偏方

1. 脱肛

脱肛是指直肠黏膜、肛管、直肠全层和部分乙状结肠向下移位,脱出肛门外的一种疾病。其特点是以直肠黏膜及直肠反复脱出肛门外伴肛门松弛。相当于西医学的肛管直肠脱垂。主要由于小儿气血未旺,老年人气血衰退,中气不足,或妇女分娩时用力耗气,气血亏损以及慢性泻利、习惯性便秘,长期咳嗽均可以引起气虚下陷,固摄失司,以致肛管直肠向外脱出。多见于幼儿、老年人、久病体弱者以及身高瘦弱者。女性因骨盆下口较大以及多次分娩等因素,发病率高于男性。

起病缓慢,无明显全身症状,早期便后有黏膜自肛门脱出,便后能自行回纳,以后渐渐不能自然回复,须用手托或平卧方能复位。日久失治,由于直肠各层组织向下移位,直肠或部分乙状结肠脱出,甚至咳嗽、蹲下或行走时也可以脱出。患者常有大便不净和大便不畅,或下腹部坠痛,腰部、腹股沟以及两侧下肢有酸胀和沉重感觉。因直肠黏膜反复脱出暴露在外,常发生充血、水肿、糜烂、出血,故肛门可流出黏液,刺激肛周皮肤,引起瘙痒。

体检时可以见到肛口呈散开状,指检常发现肛括约肌松弛,收缩力减弱。肛门镜可看到直肠内黏膜折叠。

直肠脱垂可以分为三度。

Ⅰ度脱垂　为直肠黏膜脱出,脱出物为淡红色,长3~5厘米,触之柔软,无弹性,不易出血,便后可以自然回复。

Ⅱ度脱垂　为直肠全层脱出,长5~10厘米,呈圆锥状,淡红色,表面为环状而有层次的黏膜皱襞,触之较厚,有弹性,肛门松弛,便后有时须用手回复。

Ⅲ度脱垂　直肠及部分乙状结肠脱出,长达10厘米以上,呈圆锥形,触之很厚,肛门松弛无力。

【辨证分型】

脾虚气陷　便时肛内肿物脱出,轻重不一,色淡红,伴有肛门坠胀,大便带血,神疲乏力,食欲不振,甚则头昏耳鸣,腰膝酸软。舌淡,苔薄白,脉弱。

湿热下注　肛内肿物脱出,色紫暗或深红,甚则表面部分溃破、糜烂,肛门坠痛,肛内指检有灼热感。舌红,苔黄腻,脉弦数。

【治疗原则】

以益气升提为主要的治疗原则。

【灸法偏方】

●偏方一

取百会穴、长强穴、承山穴、大肠俞穴、上巨虚、天枢穴,进行艾条灸,每次每穴施灸10~15分钟,每日灸治1~2次,至肛门复位再巩固治疗2~3日。施灸百会穴时要分开头发,找准穴位,以免烧及头发。也可以用实按灸法,每次每穴施灸7~10壮,每日2~3次。

适用于实证湿热下注型的脱肛。

●偏方二

取百会穴、长强穴、承山穴、大肠俞穴、上巨虚、天枢穴,进行艾炷隔姜灸,每次每穴灸治5~7壮,艾炷如枣核或黄豆大小。每日1次,5次为一疗程。多选取腹背部穴位。

此法适用于实证的轻度脱肛或重度已复位者。

140

●偏方三

取百会穴、长强穴、承山穴、神阙穴、气海穴、肾俞穴,进行天灸,用蓖麻仁 10 粒,加少量米饭共捣烂,敷于百会穴上 4 小时,每日 1 次,5 次为一疗程。

适用于虚证脾虚气陷型的脱肛。

【附注说明】

(1)对于继发于久泻久痢、便秘久咳、产后虚弱者,要积极治疗原发疾病。

(2)对脱肛者要及时回复,如灸后仍不能复位者要配合手法托入。如脱出太多而难以复位的速送医院治疗。

(3)平时注意休息,劳逸结合,不可以操劳过度。饮食宜清淡,保持大便通畅及肛门清洁。

2.痔疮

痔疮是直肠末端和肛管皮肤下的直肠静脉丛发生扩大、曲张所形成的柔软的静脉团。男女老幼皆可得病,其中以 20 岁以上的成年人占大多数。根据发病部位的不同,又可以分为内痔、外痔、混合痔。

内痔多发生于成年人,婴幼儿罕见。初发以无痛性便血为主要症状,血液与大便不相混合,多在排便时出现手纸带血、滴血或射血。出血呈现间歇性,饮酒、过劳、便秘、腹泻等诱因常使症状加重,出血严重者可以出现继发性贫血。肛门检查时可以见到齿线上黏膜半球状隆起、充血。随着痔核增大,在排便时可脱出。患者常伴有大便秘结。

外痔是指发生于肛管齿线之下,由痔外静脉丛扩大曲张或痔外静脉破裂或反复炎症纤维增生而成的疾病。其特点是自觉肛门坠胀、疼痛,有异物感,状如樱桃,紫褐色,一枚或数枚,质硬而坚,大便秘结。

混合痔是指内、外痔静脉丛曲张,相互沟通吻合,使内痔部分和外痔部分形成一整体者兼有内痔、外痔的双重症状。

治疗以活血化瘀通络为治疗原则。

【灸法偏方】

●偏方一

取局部阿是穴、长强穴、二白穴、陶道穴、承山穴、孔最穴,进行艾炷隔姜灸,每次每穴灸治 10～15 壮,艾炷如枣核或黄豆大小。每日 1 次,7 次为一疗程。多选用病灶阿是穴,以灸至痔疮发红、流水为度。

●偏方二

取局部阿是穴、长强穴、二白穴、陶道穴、承山穴、孔最穴,进行艾条悬起灸,每次每穴灸治 10～20 分钟,每日灸治 1 次,7 次为一疗程。如灸外痔疮面阿是穴,以灸至疮面潮红,流水为度。

适用于痔疮兼便血严重者。

●偏方三

取局部阿是穴、长强穴、次髎穴、陶道穴、承山穴、支沟穴,进行艾炷直接灸,先取陶道穴,以麦粒大艾炷灸治 20～30 壮,待痛止后,再施次髎、长强穴各 10～15 壮,5 日 1 次,3 次为一疗程。

●偏方四

取局部阿是穴、长强穴、次髎穴、陶道穴、承山穴、支沟穴,进行枸杞根蒸汽灸,取适量枸杞根,捣烂煎汤先熏 10～15 分钟,待汤温后,可以熏洗患处。每日熏洗 1 次,3 次为一疗程。

●偏方五

取局部阿是穴、长强穴、次髎穴、陶道穴、承山穴、支沟穴,进行灯火灸,每次每穴爆灸 3～5 壮。5 日 1 次,3 次为一疗程。

以上三个偏方适用于痔疮兼便秘严重者。

【附注说明】

(1)灸法对于局部感染后肿痛,血栓外痔的剧痛,以及痔疮出血等有明显的效果,但根治作用较差。

(2)平时少食辛辣刺激食物,多食水果、蔬菜,保持大便通畅。坚持提肛锻炼，促进局部血液循环。

3. 疖肿

疖肿是指肌肤浅表部位感受火毒，致局部红肿、热痛为主要表现的急性化脓性疾病。相当于西医学的疖、皮肤脓肿、头皮穿凿性脓肿、疖病。其特点是色红、灼热、疼痛，突起根浅，肿势局限，范围多在3厘米左右，易脓、易溃、易敛。

本病常因内郁湿火，外感风邪，两相搏结，蕴阻肌肤所致；或夏秋两季感受暑毒而生；或因天气闷热汗出不畅，暑湿热熏蒸肌肤，引起痱子，复经抓挠，破伤染毒而成。

患疖后处理不当，疮口过小而引起脓毒潴留，或抓挠后碰伤，以致脓毒旁窜，在头顶皮肉部位较薄处尤其容易蔓延、窜空而成蝼蛄疖。

凡体质虚弱者，由于皮毛不固，外邪容易侵袭肌肤，更容易发生本病。若伴消渴、习惯性便秘等慢性阴虚内热者，或脾虚便溏者，容易染毒发病，并可以反复发作，缠绵难愈。

【诊断要点】

局部皮肤红肿热痛，可以伴有发热、口干、便秘等症状。

（1）有头疖：患处皮肤上有一红色肿块约3厘米大小，灼热疼痛，突起根浅，中心有一脓头，出脓即愈。

（2）无头疖：患处皮肤上有一红色肿块约3厘米大小，无脓头，表面灼热，触之疼痛，2~3天后化脓，形成一块软的脓肿，溃后多迅速愈合。

亦有遍体发生，多则数十个，或有簇生在一起，状如满天星布，破流脓水成片，局部潮红胀痛，并且伴有全身症状。

（3）疖病：好发于项后、背部、臀部等处，几个到数十个，反复发作，缠绵难愈，经年累月不愈。亦可以在身体各处散发，此处将愈，它处又起，或间隔周余、月余再发。患消渴病、习惯性便秘、营养不良者较容易发生此病，应该酌情进行血糖、免疫功能、微量元素等方面的检测。

【辨证分型】

热毒蕴结　常见于气实火盛的患者。轻者疖肿只有一两个，多则可以散发全身，或簇集一处，或此愈彼起。可以有发热、口渴、小便短赤、大便秘结，苔黄、脉数。治疗宜清热解毒，方用五味消毒饮。

暑热浸淫　发于夏秋季节，以儿童及产妇多见。可以有发热、口渴、小便短赤、大便秘结，苔薄黄、脉滑数。治疗宜清暑化湿解毒，方用清暑汤加减。热毒盛者，加黄芩、黄连、生山栀；小便短赤者，加六一散；大便秘结者，加生大黄。

体虚毒恋　疖肿常此愈彼起，不断发生。由于阴虚内热染毒所致，散发全身各处，疖肿较大者，易转成有头疽，常伴有口唇干燥。舌红苔薄，脉细数。治疗宜养阴清热解毒，方用防风通圣散去荆芥，加生地、玄参、天冬、麦冬。

【治疗原则】

以清热解毒为主要治疗原则。

【灸法偏方】

●偏方一

取阿是穴（疖肿顶端处）、瘰脉穴、结顶穴（位于患者双侧耳后出现的淋巴结肿块的顶端）、大椎穴、合谷穴，进行艾条悬起灸，每次每穴灸治10～20分钟，每日灸治2～3次，一般1～2日即可以痊愈。

●偏方二

取阿是穴（疖肿顶端处）、瘰脉穴、结顶穴（位于患者双侧耳后出现的淋巴结肿块的顶端）、大椎穴、合谷穴，进行香烟灸，每次每穴灸治10～20分钟，每日灸治2～3次，一般1～2日即可以痊愈。

●偏方三

取阿是穴（疖肿顶端处）、瘰脉穴、结顶穴（位于患者双侧耳后出现的淋巴结肿块的顶端)、大椎穴、合谷穴,进行灯火灸,每次每穴爆灸 3～5 壮,一般 1～2 次即可治愈。

以上三个偏方适用于热毒蕴结、暑热浸淫型(症状如前所述)。

●**偏方四**

取阿是穴(疖肿顶端处)、瘰脉穴、结顶穴(位于患者双侧耳后出现的淋巴结肿块的顶端),进行艾炷隔蒜灸,取患者阿是穴,隔蒜片灸 7～10 壮,艾炷如枣核或黄豆大小。每日灸治 2～3 次,5 次为一疗程。

●**偏方五**

取阿是穴(疖肿顶端处)、瘰脉穴、结顶穴(位于患者双侧耳后出现的淋巴结肿块的顶端),进行蒜泥天灸,将独头大蒜剥皮捣烂如膏状,取适量蒜泥敷于疖肿处,外盖油纸,胶布固定,每日换药 1～2 次,如果局部起小水泡者按照常规处理,一般 3～5 日治愈。

以上两个偏方适用于体虚毒恋型(症状如前所述)。

【附注说明】

(1)灸法对于疖肿有较好的止痛消肿作用,尤其适用于初、中期而未成脓者。如果已经成脓者,请外科处理。

(2)治疗期间禁食鱼、虾、蟹等发物。

4．疔疮

疔是指发病迅速而且危险性较大的急性感染性疾病。多发生于颜面和手足等处。若处理不当,发于颜面部的很容易走黄而危及生命,发于手足者则可以损伤筋骨而影响功能。

疔的范围很广,包括西医的疖、痈、坏疽的一部分,皮肤炭疽及急性淋巴管炎。因此名称繁多,证因各异。按照发病部位和性质的不同,分为颜面部疔疮、手足部疔疮、红丝疔、烂疔、疫疔五种。

颜面部疔疮是指发生在颜面部的急性化脓性疾病。相当于西医的颜面部疖、痈。其特点是疮形如粟，坚硬根深，如钉丁之状，全身热毒症状明显，病情变化迅速，容易走黄之变。由于发病部位不同，名称各异，但其病因、辨证论治基本相同。如发生在眉心的，叫眉心疔；发生在两眉棱的，叫眉棱疔；发生在眼胞的，叫眼胞疔；发生在迎香穴的叫迎香疔等等。本病的病因病机主要是由于火热之毒为患。多发于唇、鼻、眉、颧等部位。

手足部疔是发生在手足部的急性化脓性疾病。其特点是手部病多于足部，若治疗不当容易损伤筋骨，影响手的功能。虽然因部位、形态、预后不同，名称各异，但其病因、症状、治疗大致相同。如发生在指头顶端的，叫蛇头疔；发生在指甲周围的，叫沿爪疔；生在指甲旁的，叫蛇眼疔；发生在指甲后的叫蛇背疔等等。其病因病机是由于湿火蕴结，血凝毒滞，经络阻隔，热盛肉腐而成，常有外伤诱因，如针尖、竹、木、鱼骨刺伤或昆虫咬伤等，感染邪毒。

红丝疔是发生于四肢呈红丝显露，迅速向上走窜的急性感染性疾病。可以伴有全身症状，邪毒重者可以内攻脏腑，发生走黄。相当于西医学中的急性淋巴管炎。其病因病机是内有火毒凝聚，外有手足部疔毒、脚湿气糜烂或皮肤破损感染毒邪，以致毒流经脉，向上走窜，而继发本病。若火毒走窜，内攻脏腑，可成走黄之证。多发生于四肢内侧。

烂疔是发生在皮肉间，容易腐烂，病势暴急的急性感染性疾病。相当于西医的气性坏疽。其特点是起病急骤，局部发热肿痛，皮色暗红，然后稍黑或有白斑，迅速腐烂，范围甚大，疮形略带凹形，溃后流出脓液，稀薄如水，易并发走黄，可以危及生命。患者多为农民和战士，发病前多有手足外伤和接触泥土、脏物史。潜伏期一般 2～3 天，好发于足部，臀部、手背部也偶或有之。其病因病机是由于皮肉破损，接触潮湿泥土、脏物等，感染特殊毒气，加之湿热火毒内蕴，以致毒聚肌肤，气血凝滞，热盛肉腐而成。

湿热火毒炽盛,走窜入营,则易成走黄重证。

疫疔是接触疫畜染毒所致的急性传染性疾病。相当于西医的皮肤炭疽。其特点是初起如虫叮水疱,很快干枯坏死如脐凹,全身症状明显,有传染性、职业性,可以并发走黄。其病因病机是由于感染疫毒,阻于肌肤,以致气血凝滞,毒邪蕴结而成。疫毒内传脏腑则成走黄。多见于畜牧业、屠宰业或皮毛制革业等工作者。常在接触疫畜或其皮毛后 1~3 天发病,好发于头面、颈项、手、臂暴露部位。有传染性。初起皮肤有一小红色的斑丘疹,奇痒不痛,形如蚊迹蚤斑,伴轻微身热,第二天顶部变成水疱,内有淡黄色液体,周围肿胀热痛,第三、四天,水疱干燥,形成暗红色或黑色坏死,其周围有成群灰绿色小水疱,疮形如脐凹。同时局部肿势散漫增剧,软绵无根,并有淋巴结肿大。伴有明显发热,头痛骨楚等症状。10~14 天后,病情可以向顺证或逆证的方向转化。辅助检查可以做血液培养或疱液涂片培养发现革兰氏炭疽杆菌。

【治疗原则】

以清解火毒、消肿为治疗原则。

【灸法偏方】

●偏方一

取阿是穴、身柱穴、灵台,进行艾条悬起灸,每次每穴灸治10~20 分钟,每日灸治 1~2 次,5 次为一疗程。

●偏方二

取阿是穴、身柱穴、灵台,艾炷隔蒜灸,取患部穴位,隔蒜片灸7~10 壮,艾炷如枣核或黄豆大小。每日灸治 2~3 次,5 次为一疗程。

●偏方三

取阿是穴、身柱穴、灵台,进行蒜泥天灸,将独头大蒜剥皮捣烂如膏状,取适量蒜泥敷于疖肿处,外盖油纸,胶布固定,每日换药 1~2 次,如果局部起小水泡者按照常规处理,一般 3~5 日治愈。

●偏方四

取阿是穴、身柱穴、灵台,进行灯火灸,每次每穴爆灸3~5壮,一般1~2次即可治愈。

【附注说明】

(1)灸法对于初、中期疔疮有一定疗效,晚期已成脓者,请外科治疗。

(2)如发于鼻部周围的疔疮,治疗时不可以妄加挤压,以免邪毒攻心。如出现高热烦躁神昏者,速送医院抢救。

(3)平素多食蔬菜、瓜果,少食煎炸及鱼腥发物,保持大便通畅。

5. 乳痈

乳痈是指由于热毒侵入乳房所引起的一种急性化脓性疾病。相当于西医学的急性乳腺炎。常发生在产后未满月的哺乳妇女,尤其以初产妇为多见,也可以在怀孕期,或非哺乳期以及非怀孕期发生。其特点是乳房局部结块,红肿热痛,伴有全身发热,且容易传囊。根据本病发病时期的不同,将在哺乳期发生的称外吹乳痈,在怀孕期发生的称内吹乳痈,在非哺乳期和非怀孕期发生的称不乳儿乳痈。因其病因病机、临床表现及治疗方法基本相似,故统而论之。

乳汁郁积是最常见的原因。新产妇乳头较易破裂,或乳头先天性畸形、内陷,影响充分哺乳;或哺乳方法不当,或乳汁多而少饮,或断乳不当,均可以导致乳汁郁积,乳络阻塞成块,郁久化热酿脓而成痈肿。

情志不畅,肝气郁积,厥阴之气失于疏泄;产后饮食不节,脾胃运化失司,湿热蕴结于胃络,阳明胃热壅滞,使乳络闭阻不畅,气滞血瘀而成乳痈。

感受外邪也是乳痈发生的重要原因。产后产妇体虚汗出受风,或露胸哺乳外感风邪;或乳儿含乳而睡,口中热毒之气侵入乳孔,均可以使乳络郁滞不通,化热成痈。

妊娠期间,胎气上冲,气机失于疏泄,与邪热结于阳明之络而成内吹乳痈。女子不在哺乳期间给儿女假吸可诱发不乳儿乳痈。

【诊断要点】

好发于产后 3~4 周的哺乳期妇女,乳头破裂或乳汁郁滞者更易发生。

初起有乳头破裂,哺乳时乳头感觉刺痛,伴有乳汁郁积不畅或结块,继而乳房局部肿胀疼痛,皮色不红或微红,皮肤不热或微热。全身症状不明显,或伴有全身感觉不舒,头痛恶心,恶寒发热,食欲不振,大便干结。患者乳房肿块不消或逐渐增大,局部疼痛加重,皮色红赤,皮肤灼热,并伴有壮热不退,口渴思饮,小便短赤,大便秘结,同侧腋窝淋巴结肿大压痛,全身症状加剧,这是成脓期。当急性脓肿成熟时,可以自行破溃出脓,或手术切开排脓,若溃后脓出不畅,肿势不消,疼痛不减,身热不退,可能形成袋脓,或脓液波及其他乳络形成传囊乳痈。

【辨证分型】

气滞热壅　乳汁淤积结块,皮色不变或微红,肿胀疼痛。伴有恶寒发热,头痛,周身酸楚,口渴,便秘,苔薄,脉数。治疗宜疏肝清胃,通乳消肿。方用瓜蒌牛蒡汤加减。

热毒炽盛　壮热,乳房胀痛,皮肤红赤灼热,肿块变软,有应指感。或切开排脓后引流不畅,红肿热痛不消,有传囊现象。舌红,苔黄腻,脉洪数。治疗宜清热解毒,托里透脓。方用透脓散加味。

正虚毒恋　溃脓后乳房肿痛虽轻,但疮口脓水不断,脓汁清晰,愈合缓慢或形成乳漏。全身乏力,面色少华,或低热不退,饮食减少。舌淡,苔薄,脉软弱无力。治疗宜益气和营托毒,方用托里消毒散加减。

【治疗原则】

以清热散结,通乳止痛为治疗原则。

【灸法偏方】

● **偏方一**

取阿是穴、乳根穴、肩井穴、天宗穴、膻中穴,进行艾条灸,每次每穴悬起灸治 10~20 分钟,或实按灸 5~7 壮,每日灸治 1~2次,5 次为一疗程。

● **偏方二**

取阿是穴、乳根穴、肩井穴、天宗穴、膻中穴,进行艾炷隔蒜灸,隔蒜片灸 5~7 壮,艾炷如枣核或黄豆大小。每日灸治 1~2次,4 次为一疗程。

● **偏方三**

取阿是穴、乳根穴、肩井穴、天宗穴、膻中穴,进行艾条隔葱灸,取葱白适量,洗净后捣成糊状,敷于患处,厚约 0.2 厘米,点燃艾条,在局部悬起施灸 15~30 分钟,每日灸治 1~2 次,5 次为一疗程。

● **偏方四**

取阿是穴、乳根穴、肩井穴、天宗穴、膻中穴,进行艾炷隔姜灸,隔姜片灸 5~7 壮,艾炷如枣核或黄豆大小。每日灸治 1~2次,4 次为一疗程。

● **偏方五**

取阿是穴、乳根穴、肩井穴、天宗穴、膻中穴,进行蒜泥天灸,将独头大蒜剥皮捣烂如膏状,取适量蒜泥敷于疖肿处,外盖油纸,胶布固定,每日换药 1~2 次,如果局部起小水泡者按照常规处理,3 次为一疗程。

● **偏方六**

取阿是穴、乳根穴、肩井穴、天宗穴、膻中穴,进行葱白天灸,取葱白适量,洗净后捣成糊状,敷于患处,外盖油纸,胶布固定。每日敷灸 1 次,3 次为一疗程。

以上六个偏方适用于乳痈而疼痛剧烈者。

● **偏方七**

取阿是穴、乳根穴、肩井穴、天宗穴、膻中穴,进行蒲公英天灸,取蒲公英适量,捣烂如膏状,敷于患处,外盖油纸,胶布固定。每日敷灸1次,3次为一疗程。

● **偏方八**

取阿是穴、乳根穴、肩井穴、天宗穴、膻中穴,进行仙人掌天灸,取仙人掌适量,去皮刺加10克食盐共捣成糊状,再加鸡蛋清适量调和敷于患处。每日或隔日换敷1次,2次为一疗程。

以上两个偏方适用于乳痈而高热不退严重者。

【**附注说明**】

(1)灸法治疗乳腺炎,疗效满意。尤其对于初期肿块疼痛而未化脓者,疗效更佳。一般1～3次即可治愈。如局部已成脓者,去医院外科治疗。

(2)平时注意乳头清洁,哺乳期保持乳道通畅,对乳汁过多者须及时用吸乳器吸出乳汁。如初期肿块,可以配合热敷按摩,以促使肿块消散。

(3)如持续高热,肿胀剧痛,全身中毒症状严重者,应暂停哺乳,去医院治疗。

6.丹毒

丹毒是指皮肤突然发红,色如涂丹的急性感染性疾病。相当于西医学的急性网状淋巴管炎。生于下肢者,称流火;生于头面者,称抱头火丹;新生儿多发于臀部者,称赤游丹。

由于素体血分有热,外有火毒,热毒搏结,郁阻肌肤而发。或由于皮肤黏膜有破碎(或搔抓后鼻黏膜或耳道皮肤或头皮破伤、皮肤擦伤、脚湿气糜烂、毒虫咬伤、臁疮等),毒邪乘空隙侵入而成。

凡发于头面者夹有风热,发于胸腹者夹有肝火,发于下肢者夹有湿热,发于新生儿则多由胎热火毒所致。

【诊断要点】

多数发生于下肢,其次为头面部。新生儿丹毒,常为游走性。可以有皮肤、黏膜破损等病史。初起突然恶寒发热,头痛骨楚,胃纳不香,便秘溲赤等全身症状。随之局部皮肤小片红斑,迅速蔓延成大片鲜红,稍高出皮肤表面,边界清楚,压之皮肤红色减退,放手即恢复,表面紧张光亮,摸之灼手,肿胀疼痛明显。一般预后良好,约经 5~6 天后消退,皮色由鲜红转为暗红或棕黄色,最后脱屑而愈。

本病由四肢流向胸腹,或由头面攻向胸腹者多逆。尤以新生儿及年老体弱者,火毒炽盛易致毒邪内攻,见壮热烦躁,神昏谵语,恶心呕吐等症状,可危及生命。

【辨证论治】

风热毒蕴　发于头面部,恶寒发热,皮肤灼热红赤,肿胀疼痛,甚则发生水泡,眼胞肿胀难睁。舌红,苔薄黄,脉浮数。

治疗宜散风清热解毒,方用普济消毒饮加减。

湿热毒蕴　发于下肢,除发热等症状外,局部以红赤肿胀,灼热疼痛为主,亦可发生水泡、紫斑,甚至结毒化脓或皮肤坏死。苔黄腻,脉洪数。

治疗宜清热利湿解毒,方用五神汤加减。

胎火蕴毒　发于新生儿,多见于臀部,局部红肿灼热,可呈游走性,并有壮热烦躁。

治疗宜凉血清热解毒,方用犀角地黄汤合黄连解毒汤加减。

【灸法偏方】

●偏方一　夺命灸

在肩髃与曲池穴连线中央的略下附近,有硬结的地方,以手指触之即得。每次悬起灸治 10~20 分钟,或实按灸 5~7 壮,每日灸治 1~2 次,5 次为一疗程。

适用于风热毒蕴型(症状如上所述)。

作用:散风清热解毒。

●偏方二　局部灸

在病发的部位,如下肢、头面部、臀部等部位,取葱白适量,洗净后捣成糊状,敷于患处,厚约 0.2 厘米,点燃艾条,在局部悬起施灸 15 ~ 30 分钟,每日灸治 1 ~ 2 次,5 次为一疗程。

适用于风热毒蕴、湿热毒蕴、胎火蕴毒三型(症状如上所述)。

7．冻疮

冻疮是指人体受到寒邪侵袭后,气血瘀滞,从而引起局部性或全身性的损伤。相当于西医学的冻伤。临床上局部性者较轻,以局部肿胀、麻木、痛痒、青紫,或起水泡,甚则破溃成疮为表现。全身性者较重,表现为体温下降,四肢僵硬,甚则阳气亡绝而死亡。全身性冻疮者宜及时救治,否则可以危及生命。临床上以暴露部位的局限性冻疮为最常见。

冬令时节,因平素气血衰弱,或因疲劳,或因饥饿,或因病后,或因静坐少动,寒邪侵袭过久,耗伤阳气,以致气血运行不畅,气血瘀滞,而成冻疮;重者肌肤坏死,骨脱筋连,甚则阳气绝于外而死。此外,暴冷着热或暴热着冷,也可致气血瘀滞而坏烂成疮。

【诊断要点】

以儿童、妇女为多见。此外,平素手足多汗,或长期慢性病气血衰弱者,或室外潮湿工作者,也易发病。有低温环境停留较长时间的病史。

局部性冻疮者,主要发生于手背、足根、耳廓、面颊和鼻尖等身体末梢部位和暴露部位,多呈对称性。轻者初起在受冻部位皮肤先呈苍白,接着红肿,或有硬结、斑块,边缘红赤,中央青紫,自觉灼痛、麻木,暖热时自觉灼热、瘙痒、胀痛。重者则有大小不等的水疱或肿块,皮肤呈灰白或暗红,或转紫色,疼痛剧烈,或局部感觉消失,如出现紫血疱,破后则出现糜烂或溃疡、流水、流脓,收口缓慢,约 1～2 月或至天暖而愈。

全身性冻疮者,有严重的冷冻史,初起时寒战,体温逐渐降低,患者出现疼痛性发冷,知觉迟钝,疲乏,肌张力减退,麻痹,步行蹒跚,视力或听力减退,意识模糊,幻觉,嗜睡,不省人事,瞳孔散大,对光反应减弱,脉搏细弱,呼吸变浅等,逐渐陷入僵硬和假死状态,如不及时救治,易致死亡。

【辨证论治】

阴盛阳衰　四肢厥逆,恶寒蜷卧,极度疲乏,昏昏欲睡,呼吸微弱。苔白,脉沉微细。治疗宜回阳救逆,温通血脉,方用四逆加人参汤。

血虚寒凝　形寒肢冷,局部疼痛喜暖。舌淡而黯,苔白,脉沉微。治疗宜补养气血,温通血脉,方用人参养荣汤和黄酒调服。

气血两虚　头晕目眩,少气懒言,四肢倦怠,面色苍白或萎黄,疮口不敛。舌淡,苔白,脉细弱或虚大无力。治疗宜益气养血,祛瘀通脉,方用八珍汤合桂枝汤加减。

瘀滞化热　发热口干,患处暗红微肿,疼痛喜冷;或患处红肿灼热,溃烂腐臭,脓水淋漓,筋骨暴露。舌黯红,苔黄,脉数。治疗宜清热解毒,活血止痛,方用四妙勇安丸加黄芪、紫花地丁、蒲公英等。

【灸法偏方】

●偏方一

取曲池穴、外关穴、清冷渊、局部有冻疮的部位,进行艾条隔葱灸,取葱白适量,洗净后捣成糊状,敷于患处,厚约 0.2 厘米,点燃艾条,在局部悬起施灸 15～30 分钟,每日灸治 1～2 次,5 次为一疗程。

同样取上述穴位,进行艾炷隔附子灸,每次每穴施灸 5～7壮,每日灸治 1 次,或隔日灸治 1～2 次,10 次为一疗程。

适用于阴盛阳衰型(症状如前所述)。

作用:回阳固脱。

154

●偏方二

取曲池穴、足三里、血海穴、脾俞穴、局部有冻疮的部位,进行艾炷隔姜灸,每次每穴灸 7～10 壮,艾炷如黄豆大或半粒枣核大(施灸时患者感到局部有灼烫感时,即将艾炷去掉,另换新炷),每日或隔日灸治 1 次,10 次为一个疗程。

同样取上述穴位,蒜泥天灸:每次随症选取胸腹或背部的穴位 4～5 个,将适量紫皮大蒜数枚捣成泥状,分别敷于选穴上,盖上纱布,胶布固定。8 小时后局部起小泡,去蒜泥,温热开水洗净局部皮肤。局部发痒、起泡,不可以用手抓破。如水泡已经溃破者涂龙胆紫药水,以防感染,7 天治疗 1 次,5 天为一疗程。

适用于气血两虚型(症状如前所述)。

作用:补益气血。

8．鸡眼

鸡眼是指在脚趾缘或脚底等处生长略高于皮肤面的硬结,其形似鸡眼,故名之。

【诊断要点】

在脚趾缘或脚底等处生长略高于皮肤面的硬结,硬结中心为一圆形的角化组织,其表面淡黄,尖端向下生长,触及时疼痛难忍而跛行。

【治疗原则】

总的以温经活络,调和气血为治疗原则。

【灸法偏方】

●偏方一

取局部阿是穴(即鸡眼处),进行艾炷灸,病人取俯卧位,足背伸直,足掌向上,暴露鸡眼处,局部用中间留一孔(略大于鸡眼)的胶布一块,套在鸡眼上,再用略小于鸡眼的艾炷置于鸡眼上施灸,待艾炷全部燃烧完后,去除艾灰,再换艾炷施灸。1 次 4～5 壮,以鸡眼呈焦枯状态为度。施灸时略有灼痛感,可用手在周围组织轻轻拍打,减轻疼痛。一般 5 日后,焦枯的鸡眼与周围组织有明显分界线,用镊子或小刀沿着鸡眼的焦枯处与周围组织稍加剥离即可脱落,外敷消毒纱布,胶布固定。20 天左右痊愈。如果 1 次灸后,仍不易剥离,可以再施灸 1 次。

●偏方二

取局部阿是穴(即鸡眼处),进行蓖麻子灸,先用热水浸泡鸡眼患处,使其周围角质层软化,用小刀剥去硬皮,然后用铁丝将蓖麻子串起置于火上烧,待烧去外壳出油时,即趁热直接按在鸡眼患处。

●偏方三

取局部阿是穴(即鸡眼处),进行乌蜈天灸,取乌梅(焙干)10克,干蜈蚣 30 条,共研为细末,装入瓶内,加适量香油(油没药面),浸泡 7~10 天,备用。施灸时先以盐水浸泡鸡眼患处 15 分钟左右,使其周围角质层软化,用小刀剥去硬皮,再取适量药末敷于患处,用纱布包扎,10 小时换药一次,直至鸡眼脱落为止。

●偏方四

取局部阿是穴(即鸡眼处),进行茉莉花茶天灸,取上等茉莉花茶 5 克,咀嚼成糊状,敷于鸡眼处,盖上纱布,胶布固定。3 日换药 1 次,直至鸡眼脱落为止。

●偏方五

取局部阿是穴(即鸡眼处),进行鸦胆子天灸,将鸦胆子焙干研为细末,装入瓶内,备用。先用热水浸泡鸡眼患处,使其周围角质层软化,用小刀剥去硬皮,再取中央留一孔(略大于鸡眼)的胶布一块,套于鸡眼上,取适量药末放入孔内鸡眼上,胶布固定,每 3 日换药 1 次,直至痊愈为止。

【附注说明】

(1)艾炷直接灸对鸡眼较小者,疗效好;鸡眼较大者,应用天灸法,效果佳。

(2)治疗期间注意局部卫生,以防感染。

9. 牛皮癣

牛皮癣是一种患部皮肤状如牛领之皮,厚而且坚的慢性瘙痒性皮肤病。在中医古籍文献中,因其好发于颈项部,又称摄领疮;因其病缠绵顽固,亦称顽癣。相当于西医学的神经性皮炎。其特点是皮损多是圆形或多角形的扁平丘疹融合成片,搔抓后皮肤肥厚,皮沟加深,皮嵴隆起,极易形成苔藓化。

初起多为风湿热之邪阻滞肌肤,或颈项多汗,衣着硬领摩擦刺激所引起;病久耗伤阴液,营血不足,血虚生风生燥,皮肤失去濡养而成;血虚肝旺,情志不遂,郁闷不舒,或紧张劳累,心火上炎,以致气血运行失职,凝滞肌肤,每易成诱发的重要因素,且致病情反复发作。

总之,情志内伤,风邪侵扰是本病发病的诱发因素,营血失和,经脉失疏,气血凝滞则为其病机。

【诊断要点】

多见于青、壮年,呈慢性发病,时轻时重,多在夏季加剧,冬天缓解。

发病部位大多数见于颈项部、额部,其次为尾骶部,肘窝、腘窝,亦可见于腰背、两髋、外阴、肛周、腹股沟及四肢等处。常呈对称性分布,亦可沿着皮肤皱褶或皮神经分布呈线形排列。

皮肤初起为有聚集倾向的扁平丘疹,干燥而结实,皮色正常或淡褐色,表面光泽。久之融合成片,逐渐扩大,皮肤增厚干燥成席纹状,稍有脱屑。自觉阵发奇痒,被衣领摩擦或与汗渍接触时更加剧。多数有局部搔抓后摩擦的血痂,但少有感染化脓者。由于经常瘙痒,皮肤形成苔藓化,以致越搔越痒,皮损加重,而成恶性循环。可以分为局限性和泛发性。局限性是皮损见于颈项等局部,为少数境界清楚的苔藓样肥厚斑片。

【辨证论治】

肝经化火　皮损色红,心烦易怒,失眠多梦,眩晕,心悸,口苦咽干。舌边尖红,脉弦数。治疗宜清肝泻火,方用龙胆泻肝汤加减。

风湿蕴肤　皮损呈淡褐色片状,粗糙肥厚,剧痒时作,夜间尤甚。苔薄白或白腻,脉濡而缓。治疗宜疏风利湿,方用消风散加减。

血虚风燥　皮损灰白,抓如枯木,肥厚粗糙似牛皮,心悸怔忡,失眠健忘,女子月经不调。舌淡,脉沉细。治疗宜养血祛风润燥,方用四物消风饮或当归饮子加减。

【灸法偏方】

●偏方一

取患处局部施灸,在制作艾炷的同时把雄黄药末掺入其中,然后制成艾炷,进行艾炷直接灸。以麦粒大艾炷灸治 10 ~ 15 分钟,把艾炷沿着病变部位星状散布,不要灸的太重,7 次为一疗程。多灸良效。

●偏方二

取肺俞穴、心俞穴、膈俞穴、患处局部、肝俞穴、阳陵泉,进行艾条悬起灸,每次每穴悬起灸治 10 ~ 20 分钟,隔日灸治 1 次,5 次为一疗程。

适用于肝经化火型(症状如前所述)。

作用:清肝泻火。

●偏方三

取肺俞穴、心俞穴、膈俞穴、患处局部、风门、脾俞穴,进行艾条悬起灸,每次每穴悬起灸治 10 ~ 20 分钟,隔日灸治 1 次,5 次为一疗程。

适用于风湿蕴肤型(症状如前所述)。

作用:散风除湿。

●偏方四

取肺俞穴、心俞穴、膈俞穴、患处局部、风市穴、血海穴,进行艾条悬起灸,每次每穴悬起灸治 10 ~ 20 分钟,隔日灸治 1 次,5 次为一疗程。

适用于血虚风燥型(症状如前所述)。

作用:养血祛风。

10. 荨麻疹

荨麻疹就是西医学瘾疹,是指皮肤出现红色或苍白色风团,时隐时现的瘙痒性、过敏性皮肤病。其特点是皮肤上出现瘙痒性风团,发无定处,骤起骤退,消退后不留任何痕迹。

多因禀性不耐,卫外不固,或因风寒、风热之邪客于肌表;或因肠胃湿热郁于肌肤;或因气血不足,虚风内生;或因情志内伤,冲任不调,肝肾不足,而致风邪搏结于皮肤,与气血相搏,发生风团。

人体对某些物质敏感,常因事物、生物制品、感染病灶、肠道寄生虫等过敏而发作。

【诊断要点】

本病可以发生于任何年龄、季节。

发病突然,皮损可发生于身体的任何部位,先有皮肤瘙痒,随即出现风团,呈鲜红、苍白或正常肤色,少数患者也可仅有水肿性红斑。风团的大小形态不一,可因搔抓刺激而扩大、增多,风团逐渐蔓延,可以相互融合成片,风团一般迅速消退,不留痕迹,以后不断成批发生,时隐时现,但以傍晚发作者为多。部分患者,如单纯发生在眼睑、口唇、阴部等组织疏松处,出现浮肿,边缘不清,而无其他皮疹者,称为游风,其局部不痒或轻微痒感,或麻木胀感,水肿经 2~3 天消退,也有持续更长时间者,消退后也不留痕迹。自觉灼热,瘙痒剧烈。根据病程长短,可以分为急性和慢性两种。急性者,骤发速愈,一般约经过 1 周左右可以痊愈;慢性者,反复发作,迁延数月,甚至数年。

【辨证论治】

风热犯表　风团鲜红,灼热剧痒。伴有发热,恶寒,咽喉肿痛,遇热则皮疹加重。苔薄白或薄黄,脉浮数。治疗宜疏风清热,方用消风散加减。

风寒束表　皮疹色白,遇风寒加重,得暖则减,口不渴。舌淡,苔白,脉浮紧。治疗宜疏风散寒,方用桂枝汤或麻黄桂枝各半汤加减。

血虚风燥　反复发作,迁延日久,午后或夜间加剧。伴心烦易怒,口干,手足心热。舌红少津,脉沉细。治疗宜养血祛风润燥,方用当归饮子加减。

【灸法偏方】

●偏方一

取曲池穴(双侧)、血海穴(双侧),进行艾条灸,每次每穴悬起灸治10~20分钟,或实按灸5~7壮,每日灸治1~2次,5次为一疗程。

●偏方二

取大椎穴、血海穴,进行艾条悬起灸,每次每穴灸治10~20分钟,每日灸治1~2次,5次为一疗程。

以上两种偏方均适用于风热犯表型。

●偏方三

取神阙穴,发于上肢者加曲池,发于下肢者加血海穴,病情顽固者加大椎穴、脾俞穴、肺俞穴,进行艾炷隔姜灸,将生姜片切成0.2~0.3厘米厚,艾炷如枣核大,将艾炷放置于姜片上施灸。每次每穴施灸10~15分钟,每日1~2次,5次为一疗程。

适用于风寒束表型(症状如前所述)。

作用:祛风散寒。

●偏方四

取肩髃穴、血海穴、大杼穴(均双侧),进行艾条灸,每次每穴悬起灸治10~20分钟,或实按灸5~7壮,每日灸治1~2次,5次为一疗程。

适用于血虚风燥型(症状如前所述)。

作用:养血祛风。

11. 粉刺

粉刺是发生于颜面部、胸部、背部的一种毛囊、皮脂腺的慢性炎症,相当于西医学的痤疮。其特点是好发于 15～30 岁的青年男女,皮损丘疹如刺,可以挤出白色碎米样的粉汁。本病与遗传有一定的关系。

素体偏盛,加上青春生机旺盛,营血日渐偏热,血热外壅,气血郁滞,蕴阻肌肤,而发生本病;或因过食辛辣肥甘之品,肺胃积热,循经上熏,血随热行,上壅于胸面。若病情日久不愈,气血郁滞,经脉失畅;或肺胃积热,久蕴不解,化湿生痰,痰瘀互结,致使粟疹日渐扩大,或局部出现结节,累累相连。

【诊断要点】

多发于青春发育期的男女。常发于颜面部、上胸部、肩部和背部等皮脂发达的部位。

初起为针头大小的毛囊性丘疹,有的为黑头粉刺样,周围色红,用手指挤压,有小米或米粒大黄白色脂栓排出;少数呈灰白色的小丘疹,以后色红,顶部发生小脓疱,破溃后痊愈,遗留暂时色素沉着或轻度凹陷性疤痕;有的形成结节、脓肿、囊肿及疤痕等多种形态的损害,甚至破溃后形成多个疤痕,严重者可以呈橘皮样脸。

自觉轻微瘙痒或疼痛,病程缠绵,此起彼伏,新丘疹不断继发,有的可以迁延数年或十余年,青春期后可以逐渐痊愈。

【辨证论治】

肺经风热　丘疹色红,或有痒痛。舌红,苔薄黄,脉浮数。治疗宜清肺散风,方用枇杷清肺饮加减。

湿热蕴结　皮疹红肿疼痛,或有脓疱,口臭,便秘,尿黄。舌红,苔黄腻,脉滑数。治疗宜清热化湿,方用枇杷清肺饮加黄连解毒汤加减。

痰湿凝结 皮疹结成囊肿,或有纳呆,便溏。舌淡胖,苔薄,脉滑。治疗宜化痰健脾渗湿,方用海藻玉壶汤合参苓白术散加减。

【灸法偏方】

●偏方一

取膈俞穴、肺俞穴(左右交替)、大椎穴,进行艾条灸,每次每穴悬起灸治 10~20 分钟,或实按灸 5~7 壮,每日灸治 1~2 次,5 次为一疗程。

适用于肺经风热型(症状如前所述)。

作用:清肺散风。

●偏方二

取膈俞穴、脾俞穴(左右交替)曲池穴、合谷穴,进行灯火灸,取灯芯草灼穴位,一点即为 1 壮,每次为 3~5 壮。每日灸治 1~2 次,5 次为一疗程。

适用于湿热蕴结型(症状如前所述)。

作用:清热化湿。

●偏方三

取大椎穴、足三里穴、三阴交穴、脾俞穴,进行艾炷隔姜灸,将生姜片切成 0.2~0.3 厘米厚,艾炷如枣核大,将艾炷放置于姜片上施灸。每次每穴施灸 10~15 分钟,每日 1~2 次,5 次为一疗程。

12. 油风

油风是一种以突然头发成片脱落的慢性皮肤病。头发部分呈斑片状脱落,相当于西医学的斑秃。头发全部脱光,相当于西医学的全秃。严重者,眉毛、胡须、腋毛,甚至阴毛全部脱落,相当于西医学的普秃。

多由于过食辛辣、肥甘厚味,或情志抑郁化火,损伤阴血,血热生风,风热上窜颠顶,毛发失于阴血濡养而突然脱落;或跌仆损伤,瘀血阻络,血不畅达,清窍失养,发脱不生;或久病致气血两虚,肝肾不足,血不养发,肌腠失温,发无生长之源,毛根空虚而发落成片。

【诊断要点】

可以发生于任何年龄,但青年人多见。

头发突然成片迅速脱落,脱发区皮肤光滑而亮,呈圆形或不规则形,小如指甲,大如钱币状或核桃状,或如手掌,数目一个到数个,可以相互连接成片,或头发全部脱光,甚或全身毛发脱落。

一般无自觉症状,患者在无意中发现。常在过度劳累,睡眠不足,精神紧张或受刺激后发生。

有自愈倾向,易再脱落,以致病程可以持续数月或更久。恢复时,新长出的头发多细而柔软,色淡黄或灰白,以后逐渐变粗、变硬、变黑,最后与健康毛发相同。

【辨证论治】

血热风燥　突然脱发成片,偶有头皮瘙痒,或伴头部烘热,心烦易怒,急躁不安。苔薄,脉弦。

治疗宜凉血熄风,养阴护发,方用四物汤合六味地黄汤加味。

气滞血瘀　病程较长,头发脱落前先有头痛或胸胁疼痛等症状,伴夜多噩梦,烦热难眠。舌有瘀斑,脉沉细。

治疗宜通窍活血,方用通窍活血汤加减。

气血两虚　多在病后或产后,头发呈斑块,并呈渐进性加重,范围由小而大,毛发稀疏枯槁,触摸易脱。伴唇白,心迹,气短懒言,倦怠乏力。舌淡,脉细弱。

治疗宜益气补血,方用八珍汤加减。

肝肾不足　病程日久,平素头发焦黄或花白,发病时呈大片均匀脱落,甚或全身毛发脱落。头昏,耳鸣,目眩,腰膝酸软。舌淡,苔剥,脉细。

治疗宜滋补肝肾,方用七宝美髯丹。

【灸法偏方】

●偏方一

将生姜 30 克捣烂如泥状,涂抹在局部患处,进行艾条灸。每次悬起灸治 10 ~ 20 分钟,每日 1 次,7 天为一疗程。直至灸到新生毛发出现为止。

适用于各型的斑秃。

●偏方二

取头维穴、百会穴、风池穴、阿是穴(患处局部)进行艾炷直接灸,以麦粒大艾炷灸治 20 ~ 30 壮,每日 1 次,7 天为一疗程。

适用于血热风燥型(症状如前所述)。

作用:凉血熄风,养阴护发。

●偏方三

取头维穴、风池穴、大椎穴、上星穴进行艾炷隔盐灸,精白食盐适量研为细末,上置生姜片与艾炷施灸,艾炷如枣核大。每穴每次灸 7 ~ 9 壮,一般每日灸治 1 次,病情重者可以灸治 2 次,7 日为一疗程。

适用于气滞血瘀型(症状如前所述)。

作用:通窍活血。

●偏方四

取头维穴、风池穴、脾俞穴、足三里,进行艾炷隔姜灸,将生姜片切成 0.2 ~ 0.3 厘米厚,治 1 次,艾炷如枣核大,将艾炷放置于姜片上施灸。每次每穴施灸 10 ~ 15 分钟,每日 1 ~ 2 次,7 次为一疗程。

适用于气血两虚型(症状如前所述)。

作用:补益气血。

●偏方五

取头维穴、风池穴、上星穴、肾俞穴、肝俞穴,进行艾炷隔附子饼灸,取适量附子切细研为细末贮瓶备用。施灸时取附子末 10 克,以黄酒调和做五分硬币大小、厚约 0.5 厘米的附子饼 4 个,中央用针扎数孔,每穴上放置艾炷,一般每穴灸治 15～20 分钟,每日 1 次,7 次为一疗程。

适用于肝肾不足型(症状如前所述)。

作用:滋补肝肾。

13．雀斑

雀斑是一种色素障碍性皮肤病。多见于面部,以鼻子两侧最为多见。其斑点大小不一,色为黄褐,犹如雀蛋之斑,故名。

取穴:

颧髎　颊车　下关　曲池　印堂

【灸法偏方】

艾条温和灸:取以上穴位,每次灸 10～15 分钟,以局部温热,皮肤潮红为度。每日或隔日 1 次。亦可采用艾条雀啄灸和回旋灸。

艾炷隔姜灸:取以上穴位,每次灸 3～4 壮,艾炷如绿豆大或半个枣核大。每日或隔日 1 次。

【附注说明】

(1)多食花粉、柠檬、胡萝卜、西红柿以及含维生素 A、C,烟酸和胱氨酸丰富的食物,少食含有大量色素的食品和饮料。

(2)不用劣质化妆品和含高浓度酒精的香水。

(3)尽量减少太阳暴晒,外出最好戴帽子、打伞或在面部涂防晒霜。

(4)有内分泌失调疾病者应及时诊治。

(5)艾灸治疗本病,必须长期坚持才能获得良好效果。

(6)可配合使用一些疗效较好、无毒副作用的外治法,如每日在洗脸水中加 3～5 毫升食醋可预防和减轻本症发生。把新鲜黄瓜切成薄片,擦涂患处,每日 2～3 次。用柠檬汁或柠檬皮摩擦患处,每日 2 次。柠檬汁 30 克,加入硼砂末、白砂糖各 15 克,拌匀入瓶封存,3 日后,每晚取少许,冲温水适量,洗脸,1 次约 5 分钟,坚持使用,雀斑可减轻或隐退。

14. 黄褐斑

黄褐斑又叫肝斑、蝴蝶斑。多见于妊娠后,与肝脏疾病、内分泌功能失调有关。常见于颜面部,对称性分布,呈淡黄色或淡褐色。

取穴:

曲池　血海　三阴交　肝俞　脾俞　肾俞　神阙　关元

【灸法偏方】

艾条温和灸:取以上穴位,每次灸 10 ~ 20 分钟,以局部感觉温热,皮肤潮红为度。每日或隔日 1 次。亦可采用艾条雀啄灸和回旋灸。

温灸盒灸:取以上穴位,每次灸 25 ~ 30 分钟,每日或隔日 1 次。

【附注说明】

(1)多食花粉、柠檬、胡萝卜、西红柿以及含维生素 A、C,烟酸和胱氨酸丰富的食物,少食含有大量色素的食品和饮料。

(2)不用劣质化妆品和含高浓度酒精的香水。

(3)尽量减少太阳暴晒,外出最好戴帽子、打伞或在面部涂防晒霜。

(4)有内分泌失调疾病者应及时诊治。

(5)艾灸治疗本病,必须长期坚持才能获得良好效果。

(6)可配合使用一些疗效较好、无毒副作用的外治法,如每日在洗脸水中加 3 ~ 5 毫升食醋可预防和减轻本症发生。把新鲜黄瓜切成薄片,擦涂患处,每日 2 ~ 3 次。用柠檬汁或柠檬皮摩擦患处,每日 2 次。柠檬汁 30 克,加入硼砂末、白砂糖各 15 克,拌匀入瓶封存,3 日后,每晚取少许,温水适量,洗脸,1 次约 5 分钟,坚持使用,黄褐斑可减轻或隐退。

15. 白癜风

白癜风是一种常见的皮肤病,局部色素脱失,影响美容,易诊断而难以治疗。世界上所有的种族都容易罹患。

临床表现:本病为后天发生,可发生于任何年龄。皮肤损害处色素完全脱失,呈乳白色,边缘境界清楚。白斑大小、形态不一,可发生于任何部位,但较常见于面、颈、手背、腕、前臂、生殖器及其周围等。患处毛发亦可变白。但无任何自觉症状。日晒后皮损部位可有灼热痒感。病理检查可见患处皮肤明显缺少黑色素细胞及黑色素颗粒。

中医学认为,白癜风的病因病机有三:一为六淫外邪侵袭于肌表,肺气不宣,郁于经络,影响卫气周流,毛窍闭塞而成;二为肝郁气滞,气血不和,血不荣肤所致;三为肝肾不足,水火失济,外邪乘虚而入,气血不和发为本病。

取穴:

阿是穴(白斑局部）　手三里　足三里　血海

【灸法偏方】

艾条温和灸:取以上穴位,每次灸 15～20 分钟,以灸至白斑局部转为正常皮肤颜色或灸至皮肤充血发红为度。皮肤白斑面积大者,可配合艾条雀啄灸和回旋灸,每日或隔日 1 次。

梅花针加艾条回旋灸:先用梅花针叩刺病变皮肤,由外周向中心呈环行密刺,刺激要强,以局部渗出血为度。然后进行艾条回旋灸 20～30 分钟,以局部充血发红无灼热感为度。每 3 天治疗 1 次,5 次为一疗程。

艾炷隔姜灸:取阿是穴,每日灸治 1 次,每次 5～8 壮,艾炷如黄豆或麦粒大,可根据白斑面积大小而定。本方适用于白斑面积较小者。

线香灸:取患处莲花穴、手三里、足三里,每天施灸 1 次,10次为一疗程。（莲花穴:按照局部皮肤病损的形状和大小,沿其周边及病损部选取 1 组穴位,此组穴位呈莲花形)。

【附注说明】

(1)要树立信心,坚持长时间的治疗。

(2)禁止食羊、鹅、草鱼、韭菜等。选择有利于皮肤色素生成的食物,如黑芝麻、乌米饭、马齿苋、紫菜、海参、海带等。

16. 面瘫

又称周围性面神经麻痹。起病突然,常为单侧。一般于睡醒或清晨刷牙时发现一侧眼睑不能闭合和歪斜。

取穴:

阳白　下关　地仓　颊车　合谷　颧髎　风池

【灸法偏方】

艾条温和灸:取以上穴位,每次灸 5～15 分钟,每日 1～2 次,5～7 次为一疗程,休息 1～2 天,再继续第 2 个疗程的治疗。亦可采用艾条雀啄灸和回旋灸。

艾炷隔姜灸:取以上穴位,每日或隔日灸治 1 次,每次 3～7 壮,艾炷如黄豆或麦粒大,5～7 次为一疗程。

艾炷隔蒜灸:将鲜大蒜捣烂如泥状,取蒜汁少许涂于穴位上(穴位处的头发须剃去),上置艾炷施灸。每次选用 2～3 个穴位,每次每穴灸 1 壮,艾炷如黄豆或麦粒大,灸后局部有胀痛感,不经处理即可消失。隔日或三日灸 1 次。施灸时以上穴位可相互替换。

鲜姜泥天灸:取新鲜生姜适量,捣如泥糊状,备用。敷灸前先用三棱针于印堂穴点刺出血,再取蚕豆大鲜姜泥一团,敷贴于点刺处,约 10～15 分钟,自觉面部有发热感时,即可将姜泥去掉,隔 3 日治疗 1 次。

蓖麻仁天灸:取新鲜蓖麻子仁 10 克,捣如膏状,加生姜汁适量调如糊膏状,摊于油纸中央,敷于患侧面颊部,胶布固定。每日敷灸 1 次,每次敷灸 7～8 小时。

168

马钱子天灸:取马钱子适量,研为细末,贮瓶内备用。敷灸时取药粉0.2克(每个穴位用量),撒于消炎镇痛膏(或胶布)中央,敷于面部患侧穴位上,每次敷贴5天,至痊愈。

天南星灸:取天南星适量,研为细末,贮瓶内备用。敷灸前先用药粉10克,加生姜汁适量调成膏状,摊于油纸中央(或塑料布),敷于患侧面部,胶布固定。每3天换药1次。

苇管器灸:取苇管一根,长5~6厘米,口径粗0.4~0.6厘米。苇管一端做成半个鸭嘴形,另一端用胶布固定封闭,以备插入耳道内用。将半个花生米大小一撮细艾绒放在苇管器半个鸭嘴形处,用线香点燃后,将苇管用胶布封闭的一端轻轻插入病侧耳道内即可。施灸时耳部感到温热,一般皮肤温度升高2~3度为宜。每次灸3~9壮,10次为一个疗程,每日或隔日灸1次。

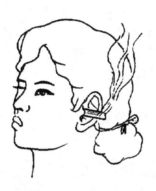

图21 苇管器灸

鹅不食草天灸:取鹅不食草9克,研为细末,用凡士林调成软膏状,备用。敷灸时将软膏均匀摊于纱布(或油纸)中央,再取新鲜鹅不食草15克捣烂如糊状,摊于患侧面部,胶布固定。每次敷灸3~5天换药1次。

蓖麻仁朱砂天灸:取蓖麻仁50克,捣碎,加朱砂2克,捣如膏状,制成梧桐子大小药丸,上述药量可制成120粒,密贮瓶内备用。敷灸时每次选用患侧 2 ~ 3 个穴位,每穴贴 1 丸,用小块胶布(或伤湿止痛膏固定)。每日敷灸 1 次。多选用面部患侧穴位。

复方川乌天灸:取生川乌、生草乌、生半夏、威灵仙、白及、全虫、僵蚕、陈皮各等分,共研为细末,密贮瓶内备用。敷灸时取药末 15 克,用生姜汁适量调如膏状,摊于油纸中央(或塑料布),敷于患侧面部,胶布固定。每次敷灸 3 ~ 5 天换药 1 次。

皂角天灸:将皂角 500 克,田七 30 克,共研成极细末,混匀,密贮瓶内备用。敷灸时每次取药 2 汤匙药末放入铜勺内,加米醋适量调成稀糊状,放于文火上熬成膏,摊于油纸中央(或塑料布),趁热敷于患侧面部,胶布固定。每次敷灸 3 ~ 7 天换药 1 次,不愈可贴 2 次。

鳝鱼血天灸:取活鳝鱼 1 ~ 2 条,麝香少许,备用。先于健侧口角外约 1 寸处常规消毒,再用三棱针迅速刺出血,将麝香少许放入刺破口内。然后用刀迅速将鳝鱼头切去,将鱼身的断端,立即对紧刺破口上,最后以鱼血涂纸上。一般 5 ~ 7 天治疗 1 次。

【附注说明】

灸法对面瘫的治疗效果较好,但需要持之以恒,配合中药口服疗效会更好。

17. 扁平疣

扁平疣,又称青年扁平疣,因患者多是青少年,根据临床观察,6 ~ 50 岁均也罹患此病,但以 30 岁以下者为多,占 83.9%。男女均可发病,以女性为多。

现代医学认为本病是由于乳头瘤病毒所致,属于双链 DNA 病毒。可由人传染或自接触传染。

临床表现:好发于颜面部、手背部及前臂伸侧,发病较快,呈扁平丘疹状,如针尖、绿豆或黄豆样大小,圆形或不规则形,略高出皮肤,其色呈现浅褐色、淡红色或正常肤色,表面光滑,境界明显,质地较硬,损害多数为散在性或簇聚成群。一般无自觉症状,或稍有微痒,能自行消退,亦可复发,愈后不留瘢痕。病程缓慢,可以长达一年或数年之久。

扁平疣属于祖国医学中"扁瘊"的范畴,认为由于风热毒邪搏于肌肤或因怒动伤肝,肝火旺盛,肝旺血燥,气血凝滞而成。

取穴:

局部阿是穴

【灸法偏方】

线香灸:将点燃的一端对准疣的顶部,进行直接灸灼,感觉灼热疼痛时,可移动线香的位置或稍稍缓和灸灼,如此反复施灸,在灸灼中可见疣顶部塌陷,渐渐至焦枯状,直至线香稍稍一触及疣体,即有灼热疼痛感为度。灸后 5～10 天可以脱痂而愈。灸后 3～5天内灸处避免接触水,以防感染。

灯火灸:将点燃的一端对准疣的顶部,进行直接灸灼,感觉灼热疼痛时,可移动灯芯的位置或稍稍缓和灸灼,如此反复施灸,在灸灼中可见疣顶部塌陷,渐渐至焦枯状,直至灯芯稍稍一触及疣体,即有灼热疼痛感为度。灸后 5～10 天可以脱痂而愈。灸后 3～5天内灸处避免接触水,以防感染。

艾炷直接灸:先用酒精消毒疣体及周围皮肤,将艾炷置于疣体顶部,艾炷大小与疣体大小相同,用火点燃,直至烧完,可闻疣组织发出爆裂声,灸 1 壮即可。如果畏惧疼痛或疣体较大,可灸前用1%普鲁卡因局部麻醉。

鸦胆子仁天灸:取鸦胆子适量,捣如泥膏状。先在胶布上剪一个与疣体大小相同的圆洞,将胶布套住疣体以保护周围皮肤,然后把鸦胆子泥敷于疣体上,上盖纱布,胶布固定,每次敷灸 1 天,3 日 1 次。

（三）灸法治疗妇科疾病偏方

1. 月经不调

月经不调是指月经周期、月经颜色、月经量等发生异常，并伴有其他全身症状而言。月经不调包括月经先期、月经后期、月经先后不定期这三种情况。

月经先期是指月经周期提前1~2周者，亦称为"经期超前"或"经早"。本病相当于西医学的排卵型功能失调性子宫出血病的黄体不健和盆腔炎症所致的子宫出血。月经先期伴月经过多可以进一步发展成为崩漏，应该及时进行治疗。其病因病机是冲任不固，经血失于制约，月经提前而至。常见的分型有气虚和血热。气虚包括脾气虚、肾气虚；血热包括阴虚血热、阳盛血热、肝郁化热。

月经后期是指月经周期错后7天以上，甚至错后3~5个月一行，经期正常者，称为"月经后期"。亦称为"经期错后"，"经迟"。本病相当于西医学的月经稀发。月经后期伴月经量少常可以发展为闭经。其病因病机是精血不足或邪气阻滞，血海不能按时满溢，遂致月经后期。常见的分型有肾虚、血虚、血寒、气滞和痰湿。

月经先后不定期是指月经或前或后1~2周者，称为"月经先后不定期"。又称"经水先后无定期""月经愆期""经乱"。本病相当于西医学的排卵型功能失调性子宫出血的月经不规则。青春期初潮后1年内及更年期月经先后无定期者，如无其他证候，可以不予治疗。月经先后无定期若伴有经量增多及经期紊乱，常可以发展为崩漏。其病因病机是冲任气血不调，血海蓄溢失常。其分型有肾虚、脾虚和肝郁。

治疗法则：调和气血，温通胞脉。

【灸法偏方】

●**偏方一**

取气海穴、三阴交穴、归来穴、行间穴、涌泉穴,每穴每次悬起灸 10～15 分钟,或实按灸 5～7 壮。每日或隔日 1 次,7 次为一疗程。

●**偏方二**

同样取上述穴位,进行艾炷隔姜灸,每穴每次灸治 5～7 壮,艾炷如枣核大小。每日或隔日 1 次,7 次为一疗程。

●**偏方三**

同样取上述穴位,进行艾炷隔附子饼灸,将适量的附子烘干备用。施灸时取药末 10 克,加酒调和成 5 分硬币大的药饼 2 个,分别置于下腹部穴位上,每穴上放置枣核大的艾炷施灸。待局部灼热时即去旧换新炷继续施灸。每次每穴灸治 5～7 壮,每日或隔日 1 次,10 次为一疗程。

●**偏方四**

取白芥子 60 克,香附 30 克,红花 10 克,胡椒 10 克,共研细末贮瓶备用。施灸时,取药末 15 克,用生姜汁适量调和成膏随症敷于穴位上,外盖纱布,胶布固定。每日换药 1 次,5 次为一疗程。局部起疱者,按常规处理,穴位交替使用。此法一般在经期敷贴,宜连敷 3～4 个经期。

以上四个偏方适用于月经先期。

●**偏方五**

取气海穴、三阴交穴、归来穴、中极穴、足三里穴,灸法同上述月经先期的方法。

适用于月经后期。

●**偏方六**

取气海穴、三阴交穴、归来穴、肾俞穴、命门穴、关元穴,灸法仍同于上述月经先期。

此法适用于月经先后不定期。

2. 痛经

凡在经期或经行前后,出现周期性小腹疼痛,或痛引腰骶,甚至剧痛晕厥者,称为"痛经"。亦称为"经行腹痛"。

西医学把痛经分为原发性痛经和继发性痛经,前者又称为功能性痛经,系指生殖器官无明显器质性病变者;后者多继发于生殖器官的某些器质性病变,如盆腔子宫内膜异位症、子宫腺肌病、慢性盆腔炎、妇科肿瘤、宫颈口粘连狭窄等。本节讨论的痛经,包括西医学的原发性痛经和继发性痛经。功能性痛经容易痊愈,器质性病变导致的痛经病程较长,缠绵难愈。

本病的发生与冲任、胞宫的周期性生理变化密切相关。其主要病因病机在于邪气内伏或精血素亏,更值经期前后冲任二脉气血的生理变化急骤,导致胞宫气血运行不畅,"不通则痛";或胞宫失于濡养,"不荣则痛",故使痛经发生。常见的分型有肾气亏虚、气血虚弱、气滞血瘀、寒凝血瘀和湿热蕴结。

辨证分型:

实证:经行不畅,少腹胀痛拒按,经色紫红夹有血块,经后胀痛缓解。

虚证:腹痛多在经净后,痛势绵绵不休,下腹柔软喜按,经量减少,腰膝酸软,头晕纳呆。

治疗以理气行经止痛为主。

【灸法偏方】

●偏方一

取次髎穴、关元穴、神阙穴、至阴穴、天枢穴、地机穴、血海穴、中极穴,进行艾条灸,每穴每次悬起灸 10 ~ 15 分钟,或实按灸 7 ~ 10 次。每日或隔日 1 次,3 ~ 5 次为一疗程。

●偏方二

取次髎穴、关元穴、神阙穴、至阴穴、天枢穴、地机穴、血海穴、中极穴,进行艾炷隔姜灸,每穴每次灸治 7 ~ 10 壮,艾炷如枣核大小。每日 1 次,3～5 次为一疗程。

以上两个偏方适用于实证的痛经(症状如前所述)。

● **偏方三**

取次髎穴、关元穴、神阙穴、至阴穴、子宫穴、脾俞穴、肾俞穴、命门穴,进行温灸盒灸,每次每穴施灸 20～30 分钟,以疼痛缓解为度。每日灸治 1～2 次,灸至疼痛消失为止。

● **偏方四**

取次髎穴、关元穴、神阙穴、至阴穴、子宫穴、脾俞穴、肾俞穴、命门穴,进行朝天椒灸,将 2 个新鲜的朝天椒(也可以用小辣椒代替)捣烂如泥,分别置于下腹部穴位上,外盖纱布,胶布固定。24 小时后局部烧灼、发疱,即揭去。局部起疱者,按常规处理。隔日天灸 1 次,穴位交替使用,痛止停药。

● **偏方五**

取次髎穴、关元穴、神阙穴、至阴穴、子宫穴、脾俞穴、肾俞穴、命门穴,进行艾炷隔附子灸,取适量生附子,切成约 0.3 厘米后的薄片,放置于中极穴或关元穴上,上放置枣核大的艾炷施灸,艾炷燃尽再换新炷,灸至皮肤红晕直径约 5 厘米以上为止,外盖纱布,胶布固定。数小时后即起疱,直径可以达到 1～2 厘米。局部起疱者,按常规处理,此法宜在月经来潮前 5～7 天使用。

● **偏方六**

取次髎穴、关元穴、神阙穴、至阴穴、子宫穴、脾俞穴、肾俞穴、命门穴,进行蒜泥天灸,取乳香、没药各 15 克,烘干研细末贮瓶备用;再将 20 克大蒜捣烂如泥,在月经来潮前 5～7 天,取药末 10 克,蒜泥 10 克,加适量黄酒,制成 2 个约 5 分硬币大的药饼,分别放置于下部或骶部穴位上,外盖纱布,胶布固定。隔日换药 1 次。贴药后局部有烧灼,辣痛感,务必请忍耐。局部起疱者,按常规处理。

以上四个偏方适用于虚证的痛经(症状如前所述)。

3. 闭经

女子年逾 18 周岁,月经尚未来潮,或月经来潮后又中断 6 个月以上者,称为"闭经"。前者称为"原发性闭经",后者称为"继发性闭经"。古称"女子不月""月事不来""经水不通""经闭"等。妊娠期、哺乳期或更年期的月经停闭属于正常的生理现象,不作为闭经讨论,有的少女初潮 2 个月内偶尔出现月经停闭的现象,可以不予治疗。

本病属于难治之症,病程较长,疗效较差,因此,必要时应采取多种方法的综合治疗以提高疗效。其中中医的针灸治疗也可以纳入治疗措施之一。因先天性生殖器官缺如,或后天生殖器官器质性损伤致无月经者,因药物治疗难以奏效,不属于本节讨论范围。

发病机理主要是冲任气血失调,有虚、实两个方面。虚者是由于冲任亏败,源断其流;实者是由于邪气阻隔冲任,经血不通。导致闭经的病因复杂,有先天因素,也有后天因素;也可以由月经不调发展而来,也有因其他原因而导致闭经的。常见的分型有肾虚、脾虚、血虚、气滞血瘀、寒凝血瘀。

【症状】

血枯经闭 经量逐渐减少,甚至经闭不行,食少便溏,唇白色泽不荣,眩晕面色萎黄,神疲乏力,舌淡脉细。

血瘀经闭 月经因瘀血而闭阻不行,下腹部胀痛,烦躁易怒,甚则腹部出现包块,便秘口干,脉涩,舌黯红,有紫色瘀斑点。

治疗时以养血活血通经为主要治疗原则。

【灸法偏方】

●偏方一

取三阴交穴、合谷穴、关元穴、足三里穴、脾俞穴、肾俞穴、气海血,进行艾条灸,每穴每次悬起灸 15~20 分钟,或实按灸 5~7壮。每日或隔日 1 次,5 次为一疗程。

● 偏方二

取三阴交穴、合谷穴、关元穴、足三里穴、脾俞穴、肾俞穴、气海血,进行艾炷隔姜灸,每穴每次灸治 3~5 壮,艾炷如枣核大小。每日或隔日灸治 1 次,5 次为一疗程。

● 偏方三

取三阴交穴、合谷穴、关元穴、足三里穴、脾俞穴、肾俞穴、气海血,进行艾炷隔胡椒饼灸,取适量的白胡椒加酒调成饼状,制成约 5 分硬币大的药饼,放置于以上各个穴位部,外盖纱布,胶布固定。每穴每次施灸 5~7 壮,艾炷如枣核或黄豆大小,每日或隔日灸治 1 次,5 次为一疗程。

以上三个偏方适用于血枯经闭型(症状如上所述)。

● 偏方四

取三阴交穴、合谷穴、归来穴、中极穴、太冲穴、肝俞穴、血海穴,进行艾条灸,每穴每次悬起灸 10~20 分钟,或实按灸 6~9 壮。每日或隔日 1 次,7 次为一疗程。

● 偏方五

取三阴交穴、合谷穴、归来穴、中极穴、太冲穴、肝俞穴、血海穴,进行艾炷隔姜灸,每穴每次灸治 5~7 壮,艾炷如枣核大小。每日或隔日灸治 1 次,7 次为一疗程。

● 偏方六

取三阴交穴、合谷穴、归来穴、中极穴、太冲穴、肝俞穴、血海穴,进行艾炷隔胡椒饼灸,取适量的白胡椒加酒调成饼状,制成约 5 分硬币大的药饼,放置于以上各个穴位部,外盖纱布,胶布固定。每穴每次施灸 6~9 壮,艾炷如枣核或黄豆大小,每日或隔日灸治 1 次,7 次为一疗程。

以上三个偏方适用于血瘀经闭型(症状如上所述)。

【附注说明】

灸法对于功能失调的经闭作用较好,对于其他原因引起的经闭疗效较差,故需要明确诊断再做治疗。

4. 带下异常

带下的量明显增多,色、质、气味发生异常,或伴有全身或局部症状者,称为"带下病",又称"下白物""流秽物"。相当于西医学的阴道炎、子宫颈炎、盆腔炎、妇科肿瘤等疾病引起的带下增多。

正常女子自从青春期开始,肾气充盛,脾气健运,任脉通调,带脉坚固,阴道内即有少量白色或无色透明无臭的黏性液体,特别是在经期前后、月经中期及妊娠期量会增多,以润泽阴户,防御外邪,此为生理性白带。病理性白带是指带下增多为主要症状,临床以带下增多、颜色异常、气味异常为主要症状。临床必须辨证与辨病相结合进行诊治。西医学妇科疾病如阴道炎、宫颈炎、盆腔炎及肿瘤等均可以见到带下异常,所以我们在临床上进行诊断时应该进行妇科检查及排癌检查,避免贻误病情。

带下量多是指阴道分泌多量的白色分泌物,连绵不断。其病因病机有两个方面。其一是湿热型:带下量多,黏腻色黄,其气臭秽,大便干结,小便黄赤,苔黄腻,口苦咽干,易怒,脉滑数。其二是寒湿型:带下量多,稀薄如水,色白,气味腥臭,腰膝酸软,神疲乏力,苔白腻。

【灸法偏方】

●偏方一

取隐白穴、带脉穴、三阴交穴、神阙穴、行间穴,进行艾条灸,每穴每次悬起灸 15~20 分钟或实按灸 6~9 壮。每日或隔日 1 次,5 次为一疗程。

适用于湿热型的带下量多(症状如前所述)。

●偏方二

取隐白穴、带脉穴、三阴交穴、神阙穴、足三里穴、气海穴,进行白带饼天灸,取白芥子、白鸡冠花、白果仁、白胡椒、白术各 3 克,车前子 15 克,烘干研细末,再将灶心土炒至褐黑色,倒入药末同炒片刻,加适量白酒烹之,待半干时取出,制成 2 个药饼。将药饼烘热后温敷于神阙穴、隐白穴上,外盖纱布,胶布固定。敷药后局部有烧灼、辣痛感,1 ~ 2 小时可以消失,故需要极力忍耐。24 小时后去药,每周天灸 1 次,5 ~ 7 次为一疗程。局部出现小水疱的不必处理,3 ~ 4 天即可以自行痊愈。

适用于寒湿型的带下量多(症状如前所述)。

● 偏方三

取带脉穴(双)、足三里穴、中极穴,白带加少商穴,赤带加少冲穴、黄带加隐白穴、青带加大敦穴、黑带加涌泉穴,带下量多者且属于湿热型进行艾条灸,方法如上所述;带下量多者且属于寒湿型进行白带饼天灸,方法如上所述。

【附注说明】

(1)灸法治疗白带过多有较好的效果,一般治疗 2 ~ 3 次就可见效。如发现血样或水样恶臭白带,应及时妇科检查,查明病因。

(2)平时注意卫生,保持外阴清洁。

5. 崩漏

崩漏是指妇女不在行经期间,阴道突然大量出血,或淋漓下血不断者,称为"崩漏"、"漏中"、后者称为"漏下"。若经期延长达到 2 周以上者,应属于崩漏范畴,称为"经崩"或"经漏"。

一般突然出血,来势急,血量多的叫崩;淋漓下血,来势缓的,血量少的叫"漏"。崩与漏的出血情况虽然不尽相同,但其发病机理是一致的,而且在疾病的发展过程中常相互转化,如血崩日久,气血耗伤,可以变成漏;久漏不止,病势日进,也可以发展成为崩。所以临床上常常崩漏并称。正如《济生方》中所说:"崩漏之病,本乎一证。轻者谓之"漏下",甚者谓之"崩中"。本病属于常见病,常因崩与漏交替,因果相干,致使病变缠绵难愈,成为妇科的疑难重症。

本病相当于西医学中的无排卵型功能失调性子宫出血病、生殖器炎症和某些生殖器肿瘤引起的不规则阴道出血。

本病病机主要是冲任不固,不能制约经血。引起冲任不固的常见原因有肾虚、脾虚、血热和血瘀。

肾阴虚可以见到经血非时而下,出血量少或多,淋漓不断,血色鲜红,质稠,头晕耳鸣,腰膝酸软,手足心热,舌红,苔少,脉细数。

肾阳虚可以见到经血非时而下,出血量多,淋漓不断,色淡质稀,腰痛如折,畏寒肢体寒冷,大便溏薄,面色浮肿,舌淡黯,苔薄白,脉沉弱。

脾虚可以见到经血非时而下,量多如崩,或淋漓不断,色淡质稀,神疲肢软,气短懒言,四肢不温,食少乏力,舌淡胖,苔薄白,脉缓弱。

血热可以见到经血非时而下,量多如崩,或淋漓不断,血色深红,质稠,心烦失眠,渴喜冷饮,舌红,苔黄,脉滑数。

血瘀血热可以见到经血非时而下,量多或少,淋漓不断,小腹疼痛拒按,舌紫黯,上有瘀斑点,脉涩或弦涩有力。

【灸法偏方】

● 偏方一

取隐白穴、三阴交穴、神阙穴、大敦穴、肾俞穴、合谷穴进行艾条灸,每穴每次悬起灸 15~20 分钟或实按灸 6~9 壮。根据病情每日 1~4 次,7 次为一疗程。

● 偏方二

取隐白穴、三阴交穴、神阙穴、大敦穴、肾俞穴、合谷穴进行艾炷隔姜灸,每穴每次灸治 10 壮,艾炷如枣核大小。每日灸治 1 次,7 次为一疗程。

● 偏方三

取隐白穴、三阴交穴、神阙穴、大敦穴、肾俞穴、合谷穴进行艾炷隔蒜灸,取大蒜 10 瓣,捣烂如泥,压成圆形薄饼 1 个敷于神阙穴上,将黄豆大小的艾炷放置于蒜饼上,连灸 10 ～ 15 壮,每日 1 次,灸至血止为度。灸后局部出现水泡者,按照常规处理即可。

以上三个偏方适用于肾阴虚、肾阳虚的崩漏(症状如上所述)。

●偏方四

取隐白穴、三阴交穴、神阙穴、大敦穴、血海穴、水泉穴,进行灯火灸,每次用灯芯草灼灸隐白穴、大敦穴、三阴交穴,每穴每次爆灸 3 ～ 5 壮,2 ～ 3 天灸治 1 次,3 次为一疗程。

●偏方五

取隐白穴、三阴交穴、神阙穴、大敦穴、血海穴、水泉穴,进行线香灸,每次用线香灼灸隐白穴、大敦穴、三阴交穴,每穴每次爆灸 3 ～ 5 壮,2 ～ 3 天灸治 1 次,3 次为一疗程。

●偏方六

取隐白穴、三阴交穴、神阙穴、大敦穴、血海穴、水泉穴,进行火柴灸,每穴每次爆灸 3 ～ 5 壮,2 ～ 3 天灸治 1 次,3 次为一疗程。

以上三个偏方适用于血热的崩漏(症状如上所述)。

●偏方七

取隐白穴、三阴交穴、神阙穴、大敦穴、地机穴、太冲穴,进行艾炷无瘢痕灸。令患者端坐,两足并拢,用一根细绳将两足蹈指并捆在一起,将黄豆大小的艾炷放置于隐白穴上施灸,灸至局部灼烫时,再坚持 1 ～ 2 分钟即可去掉,再换新艾炷进行施灸。一般灸 5 ～ 7 壮,如出血仍然不止时,可以再灸 10 ～ 20 分钟。

此偏方适用于血瘀的崩漏(症状如上所述)。

●偏方八

取隐白穴、三阴交穴、神阙穴、大敦穴、足三里穴、脾俞穴,进行艾炷隔盐灸,取精白食盐适量纳入脐孔,使之与脐平,再取生姜一片放置于食盐上,上放置艾炷施灸,艾炷如枣核大小,每次灸 5 ～ 7 壮,每天灸治 1 次,5 次为一疗程。

此偏方适用于气虚的崩漏(症状如上所述)。

【附注说明】

（1）灸法对于治疗崩漏效果较好，一般灸治 1～3 次即可以见效。

（2）绝经期妇女反复多次出血，需要做妇科检查，应警惕肿瘤。

（3）大量出血可以出现虚脱，经过灸治仍然不能控制时，速送往医院进行治疗。

6. 妊娠呕吐

妊娠呕吐是指妊娠早期，出现严重的恶心呕吐，头晕厌食，甚则食入即吐者，称为妊娠呕吐，中医学中亦可以称为"妊娠恶阻"。

本病的主要机理是"冲气上逆，胃失和降。"临床以恶心呕吐，挑食厌食，严重者呕吐频繁发作，滴水不进，吐出胃内食物黏液外，还可以有胆汁、咖啡色血渣，伴有全身乏力，精神萎靡，心悸气短等症状。

治疗以和胃降逆止呕为主要原则。

【灸法偏方】

●**偏方一**

取中脘穴、公孙穴、内关穴、间使穴、上脘穴，进行艾条悬起灸，每次每穴施灸 5～10 分钟，每日 1～3 次，视病情而定。一般采用温和灸法，频繁呕吐者可以使用雀啄灸治疗。

●**偏方二**

取中脘穴、公孙穴、内关穴、间使穴、上脘穴，进行艾炷隔姜灸，每穴每次灸治 5～7 壮，艾炷如枣核大小。每日或隔日灸治 1次，7 次为一疗程。

【附注说明】

（1）灸法治疗妊娠呕吐效果较好，并且没有副作用。

（2）对于妊娠呕吐伴有脱水现象者,应送往医院进行输液治疗。

7. 不孕症

女子婚后夫妇同居两年以上,配偶生殖功能正常,未采取避孕措施而未受孕者;或曾经孕育过,未避孕又两年以上未再受孕者,称为"不孕症"。前者称为"原发性不孕症",后者称为"继发性不孕症"。古称为"全不产",后者称为"断绪"。

西医学认为引起不孕症的原因很多,主要与排卵功能障碍、盆腔炎、盆腔肿瘤和生殖器官畸形等疾病有关。中医认为男女双方在肾气盛,天癸至,任通冲盛的条件下,女子月事以时下,男子精气溢泄,两性相合,便可以孕育胎儿。可见不孕症主要与肾气不足,冲任气血失调有关。临床常见有肾虚、肝郁、痰湿、血瘀等类型。

肾虚型可见婚久不孕,月经不调,经量或多或少,颜色淡黯,头晕耳鸣,腰膝酸软,平时白带量多,性欲淡漠。

肝郁型可以见到多年不孕,月经愆期,量多少不定,经前乳房胀痛,胸胁不舒,小腹胀痛,精神抑郁,或烦躁易怒,舌红,苔薄,脉弦。

痰湿型可以见到多年不孕,形体肥胖,经行延后,甚或闭经,带下量多,色白质黏无臭,头晕心悸,胸闷泛恶,面色发白,苔白腻,脉滑。

血瘀型可以见到多年不孕,月经后期,量多少不定,色紫黑,有血块,经行不畅,甚或漏下不止,少腹疼痛拒按,经前痛剧,舌紫黯,或舌边有瘀点,脉弦涩。

治疗时以化痰解瘀益肾为主要原则。

【灸法偏方】

●偏方一

取关元穴、气海穴、三阴交穴、神阙穴、命门穴、肾俞穴、太溪

穴,进行艾条灸,每穴每次悬起灸 15～20 分钟或实按灸 7～10
壮。根据病情每日 1～4 次,10 次为一疗程。

● 偏方二

取关元穴、气海穴、三阴交穴、神阙穴、命门穴、肾俞穴、太溪
穴,进行艾炷隔姜灸,每穴每次灸治 5～7 壮,艾炷如枣核大小。
每日灸治 1 次,10 次为一疗程。

● 偏方三

取关元穴、气海穴、三阴交穴、神阙穴、命门穴、肾俞穴、太溪
穴,艾炷隔盐灸,取精白食盐适量纳入脐孔,使之与脐平,再取生
姜一片放置于食盐上,上放置艾炷施灸,艾炷如枣核大小,待局部
灼烫时,即去艾炷,换新炷继续施灸。每次灸 5～7 壮,每天灸治
1 次,7 次为一疗程。

以上三个偏方适用于肾虚型的不孕症(症状如前所述)。

● 偏方四

取关元穴、气海穴、三阴交穴、神阙穴、命门穴、肝俞穴、太冲
穴,进行艾炷发泡灸,用黄豆或米粒大小的艾炷施灸,待局部灼烫
时忍耐 2～3 分钟去掉艾炷,或用拇指压熄艾炷,去尽艾灰后继续
施灸,每次灸治 5～7 壮,每日或 3 日灸治 1 次,10 次为一疗程。
局部有水泡,按常规处理。

此偏方适用于肝郁型的不孕症(症状如前所述)。

● 偏方五

取关元穴、气海穴、三阴交穴、神阙穴、命门穴、阴陵泉穴、丰
隆穴、脾俞穴、足三里穴进行艾炷隔附子饼灸,取适量生附子,切
成约 0.3 厘米后的薄片,放置于中极穴或关元穴上,上放置枣核
大的艾炷施灸,艾炷燃尽再换新炷,灸至皮肤红晕直径约 5 厘米
以上为止,外盖纱布,胶布固定。数小时后即起疱,直径可以达到
1～2 厘米。局部起疱者,按常规处理,此法宜在月经来潮前 5～7
天使用。

此偏方适用于痰湿型的不孕症(症状如前所述)。

●**偏方六**

取关元穴、气海穴、三阴交穴、神阙穴、命门穴、血海穴、地机穴、中极穴进行天灸,取白芥子、吴茱萸、熟附子各等量研末贮瓶备用。施灸时,取药末 10 克,以适量黄酒调和如厚泥状,软硬适度,捏成药饼 1 个,敷于中极穴或关元穴,外盖纱布,胶布固定。敷药后局部有烧灼感、麻痛感,务必请忍耐,待 5～6 小时去药。局部发赤、起疱,不必处理,任其自行吸收结痂。敷药天灸以经前一周为佳,每月 1 次,3 次为一疗程。

【附注说明】

(1)灸法治疗对后天脏腑病变所致的不孕症效果较好,而对先天性的生理缺陷者,疗效较差,故需要查明病因。

(2)平时心情舒畅,保持乐观,配合中药治疗,可以提高疗效。

8.胎位不正

妊娠后期(32 周以后)发生胎先露及胎位异常者,称为"胎位不正",或称"胎位异常"。本病相当于西医学的胎先露及胎位异常,其中以臀位及横位多见。胎位不正是造成难产的重要因素之一,通过定期的产前检查,可以及早发现和纠正异常胎位。

临床上一般无症状,只是在产前检查时才发现。

【灸法偏方】

治疗时以益气安胎为主要原则。

●**偏方一**

取至阴穴、三阴交穴,进行艾条悬起灸,孕妇取仰卧位,或正坐位,解松腰带,将两根艾条点燃后同时施灸两侧的至阴穴或三阴交穴,每次灸治 15～20 分钟,以局部皮肤潮红为度,每日 1～2 次,3 天后复查,灸至胎位纠正为止。如上法灸治无效时,请妇产科医生查明胎儿四肢在哪一侧,令孕妇于临睡觉前解松腰带,仰卧两腿伸直,由别人施灸两侧至阴穴各30分钟后,再侧向胎儿肢体侧睡眠,这样大多能纠正胎位。

【附注说明】

(1)胎位不正原因很多,须做详细检查,如骨盆狭窄,子宫畸形等引起的应做其他处理。

(2)灸法如果配合膝胸卧位等综合措施治疗,可以提高疗效。

9. 产后缺乳

哺乳期内,产妇乳汁甚少,或全无,称为"产后缺乳"。亦称"乳汁不行""乳汁不足"。

发病机理:一为化源不足,二为瘀滞不行。常见分型有气血虚弱、肝气瘀滞。

气血虚弱型可以见到产后乳汁少,或全无,乳汁清稀,乳房柔软,无胀满感,神疲食少,面色无华,舌淡,苔少,脉细弱。

肝气郁滞型可以见到产后乳汁涩少,浓稠,或乳汁不下,乳房胀硬疼痛,情志抑郁,胸胁胀闷,食欲不振,或身有微热,舌正常,苔薄黄,脉弦细或弦数。

治疗时以养血理气通乳为主要原则。

【灸法偏方】

●偏方一

取少泽穴、膻中穴、乳根穴、太冲穴、期门穴,进行艾条灸,每穴每次悬起灸10~15分钟,每日灸治2~3次,3次为一疗程。

●偏方二

取少泽穴、膻中穴、乳根穴、太冲穴、期门穴,进行艾炷隔姜灸,每穴每次灸治3~5壮,艾炷如枣核大小。每日灸治1次,3次为一疗程。

以上两个偏方适用于肝气郁滞型的产后缺乳(症状如上所述)。

●偏方三

取少泽穴、膻中穴、乳根穴、足三里穴、脾俞穴,进行艾条灸,每穴每次悬起灸 10 ~ 15 分钟,每日灸治 2 ~ 3 次,3 次为一疗程。

●偏方四

取少泽穴、膻中穴、乳根穴、足三里穴、脾俞穴,进行艾条隔葱灸,取葱白适量捣烂如泥,敷于以上穴位上,再点燃艾条在局部施灸。每穴每次施灸 10 ~ 15 分钟。灸完去葱泥。每日 1 次,3 次为一疗程。

以上两个偏方适用于气血瘀滞型的产后缺乳(症状如上所述)。

【附注说明】

(1)灸法治疗产后缺乳疗效较好,如果配合针刺、按摩效果更佳。灸治从产后第二天开始为好。

(2)产妇保持心情舒畅,加强营养,产前产后要勤洗乳头,鼓励让婴儿吸吮乳头,有助于乳汁分泌。

(3)怀孕后要勤换内衣,保持清洁,要穿着纯棉内衣,不穿着化纤内衣。

10．产后腹痛

产妇分娩后,小腹疼痛者,称为"产后腹痛"。又称为"儿枕痛"。

本病相当于西医学的产后宫缩痛及产褥感染引起的腹痛。

产后腹痛的主要机理有不荣则痛和不通则痛虚实两型。

血虚型可见到产后小腹隐隐作痛,喜揉喜按,恶露量少,色淡,头晕眼花,心悸怔忡,大便秘结,舌淡红,苔薄白,脉细弱。

血瘀型可以见到产后小腹疼痛拒按,得热痛减,恶露量少,色紫黯,带有血块,块下痛减,形寒肢冷,面色青白,舌淡黯,脉沉紧或沉弦。

热结型可以见到产后小腹疼痛拒按,或灼热疼痛,恶露初则量多,继则量少,色紫黯或如败脓,其气秽臭,高热不退,口渴欲饮,大便秘结,小便短赤,舌红绛,苔黄而燥,或起芒刺,脉弦数。

【灸法偏方】

治疗时以养血活血,理气止痛为主要原则。

● 偏方一

取关元穴、气海穴、三阴交穴、足三里穴、血海穴、太冲穴,进行艾条灸,每穴每次悬起灸10分钟左右或实按灸5～7壮。每日灸治2～3次,5次为一疗程。

适用于血瘀型的产后腹痛(症状如前所述)。

作用:温经活血,祛瘀止痛。

● 偏方二

取关元穴、气海穴、三阴交穴、足三里穴、合谷穴、曲池穴,进行艾条灸,每穴每次悬起灸10分钟左右或实按灸5～7壮。每日灸治2～3次,5次为一疗程。

适用于热结型的产后腹痛(症状如前所述)。

作用:清热止痛。

● 偏方三

取关元穴、气海穴、三阴交穴、足三里穴、中脘穴、脾俞穴,进行艾炷隔姜灸,每穴每次灸治3～5壮,艾炷如枣核或黄豆大小。每日灸治1～2次,3日为一疗程。

适用于血虚型的产后腹痛(症状如前所述)。

作用:养血益气。

【附注说明】

灸法治疗本病止痛效果较好。如经治疗疼痛不止,且子宫复原不佳,恶露少,应考虑子宫内有积血或部分胎盘残留或异物所致,故需明确诊断,及时处理。

(四)灸法治疗儿科疾病偏方

1. 痄腮

痄腮即流行性腮腺炎,是由病毒引起的急性传染病,以小儿为多见,好发于冬春两季。

初起恶寒发热,继则耳下腮部红肿热痛,张口困难,伴有头痛,呕吐,重者腮部红赤肿疼痛,伴高热烦躁,睾丸肿大,苔黄腻,脉滑数。

【灸法偏方】

治疗时以清热解毒、软坚散结为主要原则。

● 偏方一

取角孙穴、腮腺穴(耳垂下 0.3 寸处)、颊车穴、合谷穴、大椎穴、曲池穴、太冲穴、曲泉穴,进行灯火灸,先将角孙穴处头发剪掉,常规消毒皮肤,然后用灯芯草对准穴位爆灸 2~3 壮,每日 1次,连续灸治 2 次即愈。若肿势未退者,在腮腺穴、颊车穴上爆灸1~2 壮即可。

● 偏方二

取角孙穴、腮腺穴(耳垂下 0.3 寸处)、颊车穴、合谷穴、大椎穴、曲池穴、太冲穴、曲泉穴,进行火柴灸,先将角孙穴处头发剪掉,常规消毒皮肤,然后用火柴对准穴位爆灸 3~5 壮,每日 1 次,连续灸治 2 次即愈。若肿势未退者,在腮腺穴、颊车穴上爆灸1~2壮即可。

● 偏方三

取角孙穴、腮腺穴(耳垂下 0.3 寸处)、颊车穴、合谷穴、大椎穴、曲池穴、太冲穴、曲泉穴,进行线香灸,先将角孙穴处头发剪掉,常规消毒皮肤,然后用线香对准穴位爆灸 3~5 壮,每日 1 次,连续灸治 2 次即愈。若肿势未退者,在腮腺穴、颊车穴上爆灸

1～2壮即可。

- **偏方四**

取角孙穴、腮腺穴(耳垂下 0.3 寸处)、颊车穴、合谷穴、大椎穴、曲池穴、太冲穴、曲泉穴,进行疟腮天灸,取吴茱萸 9 克,虎杖 5 克,胆南星 3 克,共研细末,加适量食醋调成糊状,分别敷于两足涌泉穴及上述穴位,外盖纱布,胶布固定。每日换药 1 次,2～3 次为一疗程。

- **偏方五**

取角孙穴、腮腺穴(耳垂下 0.3 寸处)、颊车穴、合谷穴、大椎穴、曲池穴、太冲穴、曲泉穴,进行地丁灸,取新鲜紫花地丁 50 克,捣烂外敷患处,外盖纱布,胶布固定。12 小时换药 1 次,一般 2～3 次即肿消痛止。

【附注说明】

(1)灸法对治疗腮腺炎有特效,早期治疗效果更佳。

(2)治疗期间宜多食蔬菜、瓜果,保持大便通畅,对治疗本病有益。

2. 百日咳

百日咳是小儿时期感受百日咳时邪(百日咳杆菌)引起的肺系传染性疾病,临床以阵发痉挛咳嗽和痉咳末伴有较长的鸡鸣样吸气吼声为特征。中医学以其咳嗽特征称之为"顿咳""顿呛",又因其具有传染性,故又称为"疫咳""天哮呛"。

本病一年四季均可发生,但以冬春季节多见。小儿以 5 岁以下婴幼儿最易发病,年龄越小,病情大多越重,10 岁以上儿童较少发病。本病病程较长,如果不及时治疗,可持续 2～3 个月以上。近年来,由于广泛开展百日咳杆菌疫苗的预防接种,百日咳发病率已大为降低,但是,临床上由副百日咳杆菌、腺病毒等原因引起的百日咳综合征仍较常见,两者症状相似,后者相对较轻,辨证论治的方法基本相同。

本病初起类似感冒,但咳嗽较重,入夜为甚。呈阵发性痉挛性咳嗽,发作时短咳连续剧烈,阵咳后吸气急促,声门痉挛而出现高音调吼声。痉咳甚时引起呕吐,面赤,眼睑浮肿,球结膜充血,鼻衄,痰中带血,严重时出现惊厥等症状。

【灸法偏方】

●偏方一

取膻中穴、鱼际穴、尺泽穴、天突穴、合谷穴、孔最穴,进行艾条灸,每穴每次悬起灸 10～15 分钟或实按灸 5～7 壮。每日灸治 1～2 次,10 次为一疗程。

●偏方二

取膻中穴、鱼际穴、尺泽穴、天突穴、合谷穴、孔最穴,进行艾炷隔姜灸,每穴每次灸治 5～7 壮,艾炷如枣核或黄豆大小。每日灸治 1～2 次,7 次为一疗程。

此方适用于百日咳兼发热、咳甚痰中带血者。

●偏方三

取膻中穴、鱼际穴、尺泽穴、天突穴、肺俞穴、风门穴,进行蒜泥天灸,取适量蒜头捣烂,敷于穴位上,外盖纱布,胶布固定。每周灸治 2 次,数穴交替使用。

此方适用于久咳不止。

●偏方四

取膻中穴、鱼际穴、尺泽穴、天突穴、肺俞穴、风门穴、丰隆穴,进行灯火灸,每穴每次灼灸 1～2 壮,每日灸治 1 次,7 次为一疗程。

此方适用于百日咳兼痰多者。

【附注说明】

(1)灸后患儿饮食宜清淡,忌食煎炸、辛辣、油腻之品。

(2)小儿皮肤娇嫩,灸后宜涂以消炎膏,有水泡者,注意护理,谨防感染。

3. 小儿泄泻

泄泻是指以排便次数增多,粪质稀薄或完谷不化,甚至泻如水样为特征的病证。一年四季均可以发病,但以夏秋两季较为多见。2岁以下的小儿发病率高,因婴幼儿脾常不足,易于感受外邪、伤于乳食,或脾肾气阳亏虚,均可以导致脾虚湿盛而发生泄泻。

泄泻以大便清稀为临床特征,或大便次数增多,粪质清稀;或便次不多,但粪质清稀,甚或如水状;或大便稀薄,完谷不化。常兼有脘腹不适,食少纳呆,小便不利等症状,多由于外感寒热湿邪、内伤饮食、脏腑失调等形成脾虚湿盛而致泻。暴泻多起病急,变化快,泻下急迫,泻下量多,多为外邪所致;久泻则起病缓,变化慢,泻下势缓,泻出量少,常有反复发作的趋势,常因饮食、情志、劳倦而诱发,多为脏腑功能失调而成。

小儿泄泻发生的原因,以感受外邪、伤于乳食、脾胃虚弱为多见。其主要病变在脾胃。

感受外邪分为感受湿热之邪,症状是大便如水样,或如鸡蛋花样,泻下急迫,量多次频,气味秽臭,或见少许黏液,腹痛时作,食欲不振,或伴呕吐,神疲乏力,或发热烦闹,口渴,小便短黄,舌质红,脉滑数,指纹紫。

感受风寒之邪,症状可以见到大便清稀,夹有水泡,臭气不甚,肠鸣腹痛,或伴恶寒发热,鼻流清涕,咳嗽,舌质淡,苔薄白,指纹淡红。

伤食泻症状可以见到大便稀溏,夹有乳凝块,或食物残渣,气味酸臭,或如败卵,脘腹胀痛,便前腹痛,泻后痛减,腹痛拒按,嗳气酸馊,不思乳食,夜卧不安,苔黄腻,脉滑实。

脾虚泻症状可以见到大便稀溏,色淡不臭,多于食后作泻,时轻时重,面色萎黄,形体消瘦,神疲倦怠,脉缓弱,指纹淡。

【灸法偏方】

治疗时以清热健脾消食止泻为主要原则。

●偏方一

取神阙穴、天枢穴、中脘穴、上巨虚穴、曲池穴,进行艾条灸,每穴每次悬起灸 10 ~ 15 分钟或实按灸 5 ~ 7 壮。每日灸治 1 ~ 2次,灸至泻止为度。施灸时术者食、中二指置于穴位两侧,以测知温度,以免烫伤。

●偏方二

取神阙穴、天枢穴、中脘穴、上巨虚穴、曲池穴,进行热泻散天灸,取苦参、苍术各研末,热重者以 3:1 配合,湿重者以 1:3 配合,米醋调和敷贴于涌泉穴和以上各穴,外用纱布包扎。每日换药 2 ~ 3 次,泻缓适当延长换药时间。

以上两个偏方适用于外感热邪的泄泻(症状如前所述)。

作用:清肠泻热,化湿止泻。

●偏方三

取神阙穴、天枢穴、中脘穴、上巨虚穴、足三里穴,进行灯火灸,每穴每次灼灸 2 ~ 3 壮,神阙穴灼灸时可改在脐窝四周灼灸,每日灸治 1 次,灸治病愈为度。

●偏方四

取神阙穴、天枢穴、中脘穴、上巨虚穴、足三里穴,进行火柴灸,每穴每次灼灸 2 ~ 3 壮,神阙穴灼灸时可改在脐窝四周灼灸,每日灸治 1 次,灸治病愈为度。

●偏方五

取神阙穴、天枢穴、中脘穴、上巨虚穴、足三里穴,进行线香灸,每穴每次灼灸 2 ~ 3 壮,神阙穴灼灸时可改在脐窝四周灼灸,每日灸治 1 次,灸治病愈为度。

●偏方六

取神阙穴、天枢穴、中脘穴、上巨虚穴、足三里穴,进行白胡椒天灸,取白胡椒适量研细末纳入脐孔(神阙穴),上盖纱布,胶布固定。每日 1 次,灸至泻止为度。

以上四个偏方适用于外感寒邪的泄泻(症状如前所述)。

●偏方七

取神阙穴、天枢穴、中脘穴、上巨虚穴、脾俞穴,进行灯火灸、火柴灸、线香灸、白胡椒天灸,具体方法操作同上。

适用于脾虚泄泻(症状如前所述)。

●偏方八

取神阙穴、天枢穴、中脘穴、上巨虚穴、梁门穴,进行朴硝天灸,取朴硝 60～120 克,涂于腹部,布帛扎紧即可,6～12 小时取下。与苍术天灸配合应用。

●偏方九

取神阙穴、天枢穴、中脘穴、上巨虚穴、梁门穴,进行苍术天灸,取苍术适量,用唾液调和,填满脐窝,上盖纱布,胶布固定。每日或隔日换药 1 次。与朴硝天灸配合应用。

以上两个偏方适用于伤食泻。

4.小儿营养不良

小儿营养不良多见于 3 岁以下的婴幼儿,多因患儿喂养不当或由于疾病的影响,导致脾胃受损的一种慢性疾病。临床以形体消瘦,神疲乏力,毛发干枯稀疏,食欲不振,大便溏薄,精神萎靡或烦躁,饮食异常,睡眠质量差,偏食磨牙,体重下降。

治疗时以健脾消积为主要原则。

【灸法偏方】

●偏方一

取四缝穴、神阙穴、脾俞穴、天枢穴,进行艾条灸,每穴每次悬起灸 10～15 分钟或实按灸 7～10 壮(施灸前术者应在自身实按灸之,测温确定垫布的层数,以免烫伤),每日 1 次,10 次为一疗程。

●偏方二

取四缝穴、神阙穴、足三里穴、中脘穴,进行灯火灸,每穴每次灼灸 2～3 壮,每日 1 次,重复灸时应避开原灸点,7 次为一疗程。

●偏方三

取四缝穴、神阙穴、胃俞穴、气海穴,进行疳积草天灸,取新鲜疳积草 15 克,生姜、葱白各 30 克,共捣烂如膏状,加入鸭蛋清 1 个搅匀,睡前分别涂于以上穴位,次日清晨去掉。每 3 天天灸 1 次,3 次为一疗程。

●偏方四

取四缝穴、中脘穴、胃俞穴、天枢穴,进行皮硝天灸,取皮硝 30~60 克,装入小布袋中,置于脐部,纱布包扎固定。每日 1 次,10 次为一疗程。

【附注说明】

(1)婴儿应尽量母乳喂养,人工喂养的不可偏食,应广泛进食,消化力较好的婴儿,可以及时合理增加辅食。

(2)灸法对治疗本病效果较好,如配合针刺、推拿,疗效更佳。

(3)对因寄生虫病引起者,应及时驱虫治疗。

5.小儿遗尿

遗尿指尿床,是指 3 周岁以上的小儿睡中小便自遗,醒后方觉的一种病证。正常小儿 1 岁后白天已经渐渐能够控制小便,随着小儿经脉渐盛,气血渐充,脏腑渐实,知识渐开,排尿的控制与表达能力逐步完善。若 3 岁以后夜间仍不能自主控制排尿而经常尿床,就是遗尿症。多见于 10 岁以下的儿童。

睡梦中遗尿,轻者数夜 1 次,重者每夜 1 次或一夜数次。若迁延日久,可有精神不振,食欲减退,以及消瘦萎黄等全身症状。

治疗时以益肾补气固摄为主要原则。

【灸法偏方】

●偏方一

取关元穴、中极穴、足三里穴、气海穴,进行艾条灸,每穴每次悬起灸 10~15 分钟或实按灸 5~7 壮(施灸前术者应在自身实按灸之,测温确定垫布的层数,以免烫伤),每日 1 次,10 次为一疗程。

●偏方二

取关元穴、中极穴、足三里穴、气海穴,进行灯火灸,每穴每次灼灸 3～5 壮,隔日 1 次,7 次为一疗程。

以上两个偏方适用于遗尿兼见食少消瘦者。

●偏方三

取关元穴、中极穴、神阙穴、大敦穴、至阴穴,进行艾炷隔姜灸,每穴每次施灸 3～5 壮,艾炷如黄豆大小,每日灸治 1 次,7 次为一疗程。

●偏方四

取关元穴、中极穴、神阙穴、大敦穴、至阴穴,进行艾炷隔盐灸,取适量食盐研末纳入脐孔之中,上置黄豆大的艾炷施灸,每次 3～7 壮,隔日灸治 1 次,7 次为一疗程。

以上两个偏方适用于遗尿及一夜遗尿数次。

●偏方五

取关元穴、中极穴、神阙穴、膀胱俞、印堂穴、百会穴,进行灯火灸,每穴每次灼灸 3～5 壮,隔日 1 次,7 次为一疗程。

●偏方六

取关元穴、中极穴、神阙穴、膀胱俞、印堂穴、百会穴,进行桑螵蛸天灸,取桑螵蛸 10～15 克,研为细末,加入葱白 7 根共捣如糊状,分别敷于以上穴位,上盖纱布,胶布固定。3 天换药 1 次,3 次为一疗程。

以上两个偏方适用于遗尿后熟睡不醒。

【附注说明】

(1)灸治宜在下午或睡觉前进行。

(2)治疗期间家属密切配合,晚上控制患儿饮水,定时叫醒患儿小便,养成起床排尿的习惯,消除患儿自卑心理,树立信心。

(3)灸治收效者,仍应继续灸治 5 次左右,巩固疗效,谨防复发。

6. 儿童多动症

儿童多动症又称轻微脑功能障碍综合征,是一种常见的儿童时期行为障碍性疾病。以注意力不集中、自我控制力差,动作过多、情绪不稳、冲动任性,伴有学习困难,但智力正常或基本正常为主要临床特征。本病男孩多于女孩,多见于学龄期儿童。发病与遗传、环境、产伤等有一定的关系。本病预后较好,绝大多数患儿青春期好转或痊愈。

西医对本病缺乏有效的治疗方法,而针灸治疗该病则可以收到较好的效果。

肝肾阴虚型可以见到多动难静,急躁易怒,冲动任性,难以自控,神思涣散,注意力不集中,难以静坐,或有记忆力欠佳,学习成绩低下,或有遗尿、腰酸乏力,或有五心烦热、盗汗、大便秘结,舌质红,苔薄,脉细弦。

心脾两虚型可以见到神思涣散,注意力不集中,神疲乏力,形体消瘦或虚胖,多动而不暴躁,言语冒失,做事有头无尾,睡眠不熟,伴自汗盗汗;偏脾气虚者,形体虚胖,偏食纳少,面色无华,记忆力差。

痰火内扰可以见到多语多动,烦躁不宁,冲动任性,难以自控,兴趣多变,注意力不集中,胸中烦热,纳少口苦,便秘尿赤,舌质红,苔黄腻,脉滑数。

【灸法偏方】

治疗宜调和阴阳为主要原则。

●偏方一

取百会穴、神门穴、三阴交穴、大椎穴、丰隆穴,进行艾条灸,每穴每次悬起灸 15 分钟左右或实按灸 6~10 壮(施灸前术者应在自身实按灸之,测温确定垫布的层数,以免烫伤),每日 1 次,10次为一疗程。

●偏方二

取百会穴、神门穴、三阴交穴、大椎穴、丰隆穴,进行艾炷隔姜灸,每穴每次施灸 5~7 壮,艾炷如黄豆大小,每日灸治 1 次,10次为一疗程。

以上两个偏方适用于痰火内扰型(症状如前所述)。

作用:清热泻火,化痰宁心。

●偏方三

取膻中穴、章门穴、中脘穴、大陵穴、廉泉穴、内关穴、神门穴、巨阙穴,进行艾炷隔姜灸,每穴每次施灸 5~7 壮,艾炷如黄豆大小,每日灸治 1 次,10 次为一疗程。

●偏方四

取膻中穴、章门穴、中脘穴、大陵穴、廉泉穴、内关穴、神门穴、巨阙穴,进行蒜泥天灸,取适量蒜头捣烂,敷于穴位上,外盖纱布,胶布固定。每周灸治 3~5 次,数穴交替使用。

以上两个偏方适用于心脾两虚型(症状如前所述)。

作用:养心安神,健脾益气。

●偏方五

取太溪穴、太冲穴、行间穴、四神聪穴、足三里穴,进行灯火灸,每穴每次灼灸 5~7 壮,每日 1 次,10 次为一疗程。

●偏方六

取太溪穴、太冲穴、行间穴、四神聪穴、足三里穴,进行火柴灸,每穴每次灼灸 5~7 壮,每日 1 次,10 次为一疗程。

●偏方七

取太溪穴、太冲穴、行间穴、四神聪穴、足三里穴,进行线香灸,每穴每次灼灸 5~7 壮,每日 1 次,10 次为一疗程。

以上三个偏方适用于肝肾阴虚型(症状如前所述)。

●偏方八

取大椎穴、风池穴、合谷穴,患儿眨眼、鼻耸加太阳、迎香穴,口角抽动加地仓穴、颊车穴,局部均取患侧,交替使用。进行艾条灸,每穴每次悬起灸 15 分钟左右或实按灸 6 ~ 10 壮(施灸前术者应在自身实按灸之,测温确定垫布的层数,以免烫伤),每日 1 次,10 次为一疗程。

7. 小儿厌食症

小儿厌食是指小儿时期的一种常见病症,临床以较长时期厌恶进食,食量减少为特征。本病可以发生在任何季节,但夏季暑湿当令之时,可以使症状加重。各年龄儿童均可发病,以 1 ~ 6 岁为多见。城市儿童发病率较高。患儿除食欲不振外,一般无其他明显不适,预后良好,但长期不愈者,可使气血生化乏源,抗病能力下降,而易罹患他症,甚或影响生长发育转化为疳证。

本病是由于喂养不当、他病伤脾、先天不足、情志失调引起,其发病脏腑主要在脾胃。脾胃不和,引起运化失职,则造成厌食。

【灸法偏方】
●**偏方一**
取足三里穴、阴陵泉穴、三阴交穴、脾俞穴、中脘穴、内关穴,进行艾条灸,每穴每次悬起灸 10 ~ 20 分钟或实按灸 5 ~ 7 壮(施灸前术者应在自身实按灸之,测温确定垫布的层数,以免烫伤),每日 1 次,7 次为一疗程。
●**偏方二**
取足三里穴、阴陵泉穴、三阴交穴、脾俞穴、中脘穴、内关穴,进行艾炷隔姜灸,每穴每次施灸 5 ~ 7 壮,艾炷如黄豆大小,每日灸治 1 次,7 次为一疗程。
●**偏方三**
取足三里穴、阴陵泉穴、三阴交穴、脾俞穴、中脘穴、内关穴,进行白芥子灸,取白芥子 10 克研为细末,以适量的葱、蒜、姜汁调和成膏状,穴位常规消毒后,取黄豆大小的药膏贴敷穴位上,上盖纱布,胶布固定。贴药后局部出现烧灼感、辣痛感,务必请忍耐,约 2 ~ 3 小时后症状消失。24 小时后去药,如局部有水泡者,按照常规处理。一周灸治1次。

【附注说明】

（1）掌握正确的喂养方法，饮食起居按时、有度，饭前勿食糖果饮料，夏季勿贪凉饮冷。纠正不良饮食习惯，不偏食，不挑食，不强迫进食，鼓励小儿多食蔬菜及粗粮，饭菜要多样化，讲究色香味俱全，以促进食欲。

（2）注意精神调护，培养良好的性格，教育孩子要循循善诱，切勿训斥打骂，防止惊恐恼怒损伤。

8．小儿流涎症

小儿流涎症，俗称流口水，是一种唾液增多的症状。其原因有生理和病理的两种。幼儿时期，特别是在6～8个月，因进食咀嚼食物而刺激唾液腺分泌，或因牙齿萌出刺激三叉神经促使唾液增多，就会流涎。随着年龄的增长，婴儿建立了调节机能，这种流涎现象就会自然消失。如果小儿在1岁以上仍流涎较多，则应治疗。另外，病理因素常常见于口腔和咽部黏膜炎症，面神经麻痹，脑炎后遗症及痴呆症等所致的唾液分泌过多，或吞咽不利亦可发生流涎。本病属于中医学中的"滞颐"。

中医学认为，本病多因脾虚积热，心火上炎等所致。

【灸法偏方】

治疗时应以清利湿热，调理脾胃为主要原则。

●偏方一

取地仓穴、合谷穴、足三里穴、中脘穴、脾俞穴，进行艾条灸，每穴每次悬起灸10～15分钟或实按灸4～6壮（施灸前术者应在自身实按灸之，测温确定垫布的层数，以免烫伤），每日1次，7次为一疗程。

●偏方二

取地仓穴、合谷穴、足三里穴、廉泉穴、颊车穴，进行艾炷隔姜灸，每穴每次施灸5～7壮，艾炷如黄豆大小，每日灸治1次，7次为一疗程。

●偏方三

取地仓穴、合谷穴、足三里穴、廉泉穴、颊车穴,艾炷无瘢痕灸,每穴每次灸 7 ～ 10 壮,艾炷如黄豆或枣核大小,每日或隔日 1 次,10 次为一疗程。

9. 小儿哮喘

小儿哮喘又称小儿哮证,是小儿时期常见的一种病证。临床上表现为反复发作性的喘息、呼气性呼吸困难、胸闷、或咳嗽等多种症状,常在夜间和(或)清晨发作、加剧,多数患儿可以自行缓解或经过治疗后缓解。治疗不得当,也可以引起不可逆性的气道缩窄。

哮喘属于过敏性疾病,其病因为吸入异常之物,或感染邪毒以及气候、运动、精神、饮食和药物等多种因素引起的变态反应,导致支气管痉挛而致哮喘发作。

临床表现:

寒性哮喘可以见到咳嗽哮喘、喉间哮鸣,痰多白沫,形寒肢冷,鼻流清涕,面色淡白,恶寒无汗,舌淡红,苔白滑,脉浮滑。

热性哮喘可以见到咳嗽喘息,声高息涌,喉间哮吼痰鸣,咯痰稠黄,胸膈满闷,身热,面赤,口干,咽红,尿黄,便秘,舌质红,苔黄,脉滑数。

病证分型:

(1)婴儿型:见于 1 岁以内的婴儿。以急性毛细支气管炎为主。其特点为起病急,哮吼重,病程较短,经治疗多可获愈。

(2)幼儿型:见于 1 ～ 3 岁的小儿。包括哮喘性支气管炎,少数急性毛细支气管炎和支气管哮喘。其特点为起病较急,以咳嗽、哮鸣、痰壅并重。病程较长,多有反复。

(3)儿童型:多见于 3 岁以上的小儿,发病多急,主症哮吼,其症状多重。病程较长。常可以兼乏力、气短等。若能坚持治疗多可获愈。

哮喘的病因既有外因,也有内因。外因责之于肺、脾、肾三脏功能不足,导致痰饮留宿,隐伏于肺窍,成为哮喘之夙根。外因责之于感受外邪,接触异物、异味以及嗜食咸酸等。

小儿肺脏娇嫩,脾常不足,肾常虚。人体水液的正常代谢为肺脾肾三脏所主。哮喘小儿常有家族史,具有一定的遗传因素,其肺脾肾三脏功能多有失常,这是酿成哮喘伏痰的基本原因。

哮喘的发作又同时是由于感受外邪,以六淫邪气为主,六淫之邪,以风寒、风热为主。此外,嗜食咸酸厚味、鱼腥发物,接触花粉、绒毛、油漆等异常气味,活动过度或情绪激动,也都可以刺激机体,触动伏痰,阻于气道,影响肺的通降功能,而诱发哮喘。

【灸法偏方】

● **偏方一**

取肺俞穴、定喘穴、哮喘穴(哮喘穴在第七颈椎旁开 1 寸处)、丰隆穴,进行艾条灸,每穴每次艾条悬起灸 5～10 分钟,或实按 5～10 次。每日 1 次,发作期可 1 日 2～3 次。如无艾条可以香烟代替,但疗效略差。

● **偏方二**

取肺俞穴、定喘穴、哮喘穴(哮喘穴在第七颈椎旁开 1 寸处)、丰隆穴,进行艾炷隔姜灸,每穴每次灸 5～7 壮,一般每日灸治 1 次,发作期可 1 日 2～3 次,7 次为一疗程。

● **偏方三**

取肺俞穴、定喘穴、哮喘穴(哮喘穴在第七颈椎旁开 1 寸处)、丰隆穴,进行艾炷隔蒜灸,每穴每次灸 5～7 壮,一般每日灸治 1 次,发作期可 1 日 2～3 次,7 次为一疗程。

以上三个偏方适用于哮喘兼痰多。

● **偏方四**

取肺俞穴、定喘穴、哮喘穴(哮喘穴在第七颈椎旁开 1 寸处)、丰隆穴,进行艾炷瘢痕灸,根据不同的体质选用麦粒大、黄豆大、枣核大不同规格的艾炷,在胸背部取 2~3 个穴位。先在穴位上用笔做标记,并涂上蒜汁,然后将艾炷直接置于穴位上施灸,每穴每次灸 5~7 壮,每日灸治 1~2 次。灸过的穴位一般不再灸。适用于哮喘发作期。哮喘缓解期,一般在夏季初、中、末三伏天的第一日上午 11 时左右施灸。连灸 3 年。灸后用消毒纱布覆盖,注意局部卫生,做好灸后调护。

适用于哮喘兼喘甚。

● **偏方五**

取肺俞穴、定喘穴、哮喘穴(哮喘穴在第七颈椎旁开 1 寸处)、天突穴、丰隆穴,进行灯火灸,用灯芯草爆灸。每穴爆灸 1 次,每日 1~2 次,连灸 5~7 天。

● **偏方六**

取肺俞穴、定喘穴、哮喘穴(哮喘穴在第七颈椎旁开 1 寸处)、天突穴、丰隆穴,进行火柴灸,用火柴爆灸。每穴爆灸 1 次,每日 1~2 次,连灸 5~7 天。

● **偏方七**

取肺俞穴、定喘穴、哮喘穴(哮喘穴在第七颈椎旁开 1 寸处)、天突穴、丰隆穴,进行线香灸,用线香爆灸。每穴爆灸 1 次,每日 1~2 次,连灸 5~7 天。

● **偏方八**

取肺俞穴、定喘穴、哮喘穴(哮喘穴在第七颈椎旁开 1 寸处)、天突穴、丰隆穴进行白芥子灸,取白芥子末适量,用清水或生姜汁调成糊状,贴敷于上背部肩胛间区。每次敷灸 30~60 分钟,每日或隔日 1 次,3 次为一疗程。敷灸时局部皮肤红晕、灼热、微痛感,有时可以起泡。小泡不必处理,大泡用针将泡中水液放出,局部涂以龙胆紫药水,外用纱布覆盖,胶布固定。

以上三个偏方适用于发作期的哮喘。

● **偏方九**

取肺俞穴、定喘穴、哮喘穴(哮喘穴在第七颈椎旁开 1 寸处)、内关穴、中脘穴毛茛天灸,将鲜毛茛叶或根捣烂如泥状。取黄豆大毛茛泥,贴敷于大椎、定喘穴上,外加纱布覆盖,用胶布固定。待6~8小时后,局部皮肤发一小水泡,喘止即去药。小水泡一般不需处理,3~4天后即自行吸收消失。隔3~5天治疗1次。适用于哮喘兼胸闷。

● **偏方十**

取肺俞穴、定喘穴、膻中穴、哮喘穴(哮喘穴在第七颈椎旁开1寸处)、足三里穴、肾俞穴、膏肓穴、气海穴,进行蒜泥天灸,患者伏卧,以肥皂水清洗背部皮肤,然后用75%酒精消毒。取麝香0.5~1克,亦可用丁桂散(丁香、肉桂各等分,研末贮瓶备用)5克代替,均匀地撒敷在第七颈椎棘突至第十二胸椎棘突宽0.8~1寸的脊背中线长方形区域内。继将10~15个紫皮蒜头捣成泥状敷于上面。每次敷灸30~60分钟,自觉有热辣疼痛感时,除去蒜泥及药末,局部温水清洗,涂以消毒硼酸软膏,再覆以塑料薄膜,胶布固定即可。每年农历五月初五(即端午节)中午近12点施灸1次,连续施灸3年。适用于哮喘缓解期。

(五)灸法治疗其他疾病偏方

1. 肩周炎

肩周炎是肩关节周围炎的简称,又称冰冻肩、粘连性关节炎、"五十肩"。是指肩关节疼痛、活动受限,但并没有结构上改变的病变。以50岁左右的人多见,女性发病率高于男性。本病病因不明,可能与年老时组织退行性改变、慢性劳损以及外伤有关。

本病主要临床表现为患肢肩关节疼痛,昼轻夜重,活动受限,手臂上举、外展、后伸等动作均受到限制,局部按压出现广泛性压痛。若由外伤诱发者,则伤后肩关节功能迟迟不能恢复,而且肩周围疼痛持续不愈。日久肩关节甚至上肢肌肉可以出现废用性萎缩。

本病多是由于气血不足,营卫不固,风、湿、寒之邪侵袭肩部经络,致使筋脉收引,气血运行不畅;或因外伤劳损,经脉滞涩所致。

【灸法偏方】

治疗时以通经舒络、理气止痛为主要原则。

● **偏方一**

取肩髃、肩髎、肩贞、曲池穴位,进行艾条灸,每穴每次艾条悬起灸 10～15 分钟,或实按灸 7～10 次。每日或隔日 1 次,7 次为一疗程。

● **偏方二**

取肩髃、肩髎、肩贞、曲池穴位,进行艾炷隔姜灸,每穴每次施灸 7～9 壮,艾炷如黄豆大小,每日或隔日灸治 1 次,10 次为一疗程。

● **偏方三**

取肩髃、肩髎、肩贞、条口穴、阳陵泉穴,进行艾炷发泡灸,将黄豆或麦粒大小的艾炷置于涂上凡士林的条口穴、阳陵泉穴上,点燃施灸,待患者自觉烧灼感时再忍 2～3 秒即可去掉艾炷,再涂上凡士林换炷施灸,每穴每次施灸 2～3 壮。施灸过程中令患者活动肩关节。施灸后局部有小水泡,任其自行吸收;如果水泡较大者,用针挑破,涂以龙胆紫,纱布覆盖,胶布固定。一般 1～2 次即可以见效。适用于病初酸痛较剧者。

● **偏方四**

取肩髃、肩髎、肩贞、曲池、条口穴,进行斑蝥天灸,每次每穴天灸 30～60 分钟。如局部出现水泡,用针刺破,放出水液,外敷消毒纱布,以防感染。

● **偏方五**

取肩髃、肩髎、肩贞、曲池、条口穴,进行灯火灸,每穴每次爆灸 3～5 壮,施灸过程中令患者活动肩关节,隔日治疗 1 次,复灸时避开原灸点,5 次为一疗程。如无灯芯草可以用火柴、线香代替。

【附注说明】

(1)灸治对早期肩周炎有较为满意的疗效。止痛效果明显、活动功能逐步得到恢复。

(2)对晚期肩周炎而关节活动受限、肌肉轻度萎缩者,治疗的同时要加强患肢的功能锻炼,如手指爬墙,被动上举,后伸患肢等。

2. 扭伤

扭伤是指无骨折、脱臼、皮肤破损的近关节部的软组织,尤其是肌腱、韧带等的损伤。

损伤局部酸胀疼痛,压痛明显,或皮下紫斑,活动受限,重则不可转动。

【灸法偏方】

治疗时以温通经络、活血化瘀、理气止痛为主要原则。

颈部损伤时取风池穴、天柱穴、后溪穴。

肩部损伤时取肩髃穴、肩贞穴、肩髎穴。

肘部损伤时取曲池穴、小海穴、天井穴。

腕部损伤时取阳溪穴、阳池穴、阳谷穴、腕骨穴。

骶部损伤时取次髎穴、命门穴、长强穴。

髋部损伤时取秩边穴、环跳穴、悬钟穴。

膝部损伤时取梁丘穴、膝眼穴、膝阳关穴。

踝部损伤时取解溪穴、昆仑穴、丘墟穴。

●偏方一

以上各部位损伤时根据上述穴位,配以局部损伤阿是穴,进行艾条灸,每穴每次艾条悬起灸 10～15 分钟,或实按灸 5～10 次。每日或隔日 1 次,5 次为一疗程。

●偏方二

以上各部位损伤时根据上述穴位,配以局部损伤阿是穴,进行艾炷隔姜灸,每穴每次施灸 3 ~ 5 壮,艾炷如黄豆大小,以灸至局部潮红为度。每日或隔日灸治 1 ~ 2 次,3 日为一疗程。

●偏方三

以上各部位损伤时根据上述穴位,配以局部损伤阿是穴,进行艾炷隔椒灸,将花椒烘干研为细末,贮瓶备用。施灸时取适量花椒末,用醋调和糊膏状,制成厚约 0.1 厘米,比患部略大的药饼,敷于局部压痛明显处,上置黄豆大小艾炷灸之。待局部自觉灼痛时,即用镊子取下艾炷,再换艾炷点燃施灸。每日每次施灸 15 ~ 20 壮。每日 1 ~ 2 次,3 日为一疗程。

●偏方四

以上各部位损伤时根据上述穴位,配以局部损伤阿是穴,进行灯火灸,每穴每次爆灸 2 ~ 3 壮,施灸过程中令患者活动肩关节,每日治疗 1 ~ 2 次,复灸时避开原灸点,3 日为一疗程。

●偏方五

以上各部位损伤时根据上述穴位,配以局部损伤阿是穴,进行火柴灸,每穴每次爆灸 2 ~ 3 壮,施灸过程中令患者活动肩关节,每日治疗 3 ~ 5 次,复灸时避开原灸点,3 日为一疗程。

●偏方六

以上各部位损伤时根据上述穴位,配以局部损伤阿是穴,进行线香灸,每穴每次爆灸 2 ~ 3 壮,施灸过程中令患者活动肩关节,每日治疗 3 ~ 5 次,复灸时避开原灸点,5 日为一疗程。

●偏方七

以上各部位损伤时根据上述穴位,配以局部损伤阿是穴,进行朝天椒天灸,取朝天椒 3 个,捣烂如泥,将蚕豆大小的椒泥分别敷贴于以上各个穴位上,外盖纱布,胶布固定。待 1 ~ 2 小时局部有辣痛感时即除去,每日 1 次。

【附注说明】

(1)灸法对急性扭伤有明显的镇痛消肿作用,对病程较长的扭伤有活血化瘀之功。

（2）对急性扭伤早期宜冷敷止血后进行灸治,也可在健侧相对应的部位进行施灸。治疗时活动患侧。

（3）治疗时注意休息,患处可以适当活动。

3. 肱骨外上髁炎

肱骨外髁炎,又称网球肘,多发于经常进行前臂旋转或腕关节伸屈活动职业的病人,是常见的肘部慢性劳损性疾病。该病在网球运动员中发生得较多,故名"网球肘",其实在羽毛球、乒乓球、手球等运动员以及工人、厨师、家庭主妇中亦不少见。临床表现为:缓慢出现的肱骨外髁处的疼痛,疼痛可向前臂桡侧、腕部或上臂放射。握物无力,尤其在屈肘时手不能持重物,但在肘关节伸直时可以提重物。检查时肘部活动正常。肱骨外上髁处有局限性增生隆起。肱骨外上髁、桡骨头、或肱桡关节处压痛明显。伸肌腱牵拉试验(Mills 试验)阳性,具体操作方法是肘伸直、握拳、屈腕,然后将前臂旋前,即可以发生肘部外侧疼痛。

本病在祖国医学中称为"肘痨""痛痹""骨痹"的范畴。

【灸法偏方】

治疗时以温经散寒,活血止痛为主要原则。

●偏方一

取局部阿是穴、曲池穴,进行艾炷隔姜灸,让患者屈肘平置桌上,在肘部寻找痛点即阿是穴和曲池穴,用笔做标记,然后用枣核大小的艾炷隔生姜片在上述穴位上施灸 5~7 壮,每日 1 次,5 次为一疗程。

●偏方二

取局部阿是穴、曲池穴,进行艾炷发泡灸,用米粒大小的艾炷直接放在上述穴位上进行施灸,每次每穴灸 3~5 壮,隔日治疗 1 次,3 次为一疗程。灸后局部有小水泡,可以用消毒针刺破放水,用创可贴覆盖以防感染。

4．颈椎病

颈椎病又称颈椎综合征，以中年以上者为多见。多因颈椎骨、椎间盘及其周围纤维结构的损伤致使颈椎间隙变窄、关节囊松弛、内平衡失调。患者常有多发性颈神经根、脊髓椎动脉等软组织受累的症状。在临床上分型有颈型、神经根型、脊髓型、椎动脉型、交感神经型、混合型。

临床表现为：症状轻者为头、颈、臂、手、上肢、胸背、心前区疼痛或麻木，酸沉，放射性痛、头晕、无力，颈肩、上肢及手感觉明显减退，有部分患者有明显的肌肉萎缩，重者可以出现四肢瘫痪、截瘫、偏瘫、大小便失禁。

本病相当于中医的"痹证""痿证"范畴。

【灸法偏方】

治疗时以疏经活血，理气止痛为主要原则。

● 偏方一

取颈部夹脊穴、阿是穴、大椎穴、肩髃穴、曲池穴，进行艾条灸，每穴每次艾条悬起灸 5～10 分钟，或实按灸 5～7 次。每日或隔日 1 次，10 次为一疗程。

● 偏方二

取颈部夹脊穴、阿是穴、大椎穴、肩髃穴、曲池穴、肩井穴，进行温灸盒灸，每穴每次灸治 10～20 分钟，以局部皮肤出现红晕为度。每日或隔日 1 次，10 次为一疗程。

● 偏方三

取颈部夹脊穴、阿是穴、大椎穴、肩髃穴、曲池穴、肩井穴，进行艾炷隔姜灸，每次每穴灸治 10～20 分钟，艾炷如枣核大小。每日或隔日 1 次，7 次为一疗程。

● 偏方四

取颈部夹脊穴、阿是穴、大椎穴、曲池穴、肩井穴、天宗穴，进行斑蝥天灸，取 1 克斑蝥研末，加适量蜂蜜调和成膏状，制成药丸

6 个备用。每次施灸时要先把穴位常规消毒,分别将药丸敷贴于穴位上,外盖纱布,胶布固定。每次敷药 24 小时后如局部出现水泡,用针刺破,放出水液,外敷消毒纱布,以防感染。一般 3 ~ 5 天贴药 1 次,再灸时避开原灸点,5 次为一疗程。

● **偏方五**

取颈部夹脊穴、阿是穴、大椎穴、曲池穴、肩井穴、天宗穴,进行灯火灸,一般每日或隔日爆灸 2 ~ 3 壮,3 日 1 次,5 次为一疗程。再灸时避开原灸点,如无灯芯草可以用线香、火柴代替。

● **偏方六**

取颈部夹脊穴、阿是穴、肩井穴、天宗穴、身柱穴,进行白芥子灸,取白芥子 10 克研末,用清水或生姜汁、葱汁、蒜汁调成糊状,贴敷于以上穴位。每次敷灸部位有烧灼、辣痛感时,需要忍受,约 2 ~ 3 小时后症状可以消失,24 小时可以去药。3 ~ 5 日灸治 1 次,治愈停药。敷灸时局部皮肤红晕、灼热、微痛感,有时可以起泡。小泡不必处理,大泡用针将泡中水液放出,局部涂以龙胆紫药水,外用纱布覆盖,胶布固定。

【附注说明】

(1)灸法对于缓解症状有较好的疗效,如效果欠佳时,可以配合针刺、推拿、牵引的效果较好。

(2)长期伏案及低头工作的人,中途休息片刻,活动颈及上肢部,避免颈椎肌肉、筋膜的劳损而加重病情。

5. 麦粒肿

麦粒肿,又称睑腺炎、睑边疔或外睑腺炎,是睫毛根部的皮脂腺急性化脓性炎症,多为葡萄球菌感染所致。

临床表现为:初起时,眼睑缘有局限性红肿,疼痛,触之有硬结压痛。如疔肿发生于近眦部,红肿疼痛更为明显。其附近的球结膜水肿,颇似蜂窝组织炎。发病 2 ~ 3 天后,顶部出现黄色脓点,破溃排脓后,红肿迅速消退,疼痛缓解,约 7 ~ 10 天后痊愈。

中医学认为,本病的发生有因外感风热客于眼睑者,或因过食辛辣刺激等物,以致脾胃湿热上攻于目,二者均能使营卫失调、气血凝滞、热毒凝结于眼睑皮肤之间,发为本病。

【灸法偏方】

取穴:

阿是穴　背部反应点　合谷　太阳　后溪　耳尖

艾条温和灸及回旋灸:取背部的反应点,即红色小丘疹或压痛点等。艾条回旋灸,要使灸感沿着脊柱耳下方进入眼区,有明显热感,持续灸10~15分钟,灸感消失后停灸。每日灸治1~2次。

艾炷无瘢痕灸:每次选用1~3个穴位,每次每穴灸2~4壮,艾炷如米粒或麦粒大小,每日1次。

灯火灸:多选用病变局部或两肩胛之间的反应点,一般灼灸1次即可见效或痊愈。

生地黄天灸:取生地黄、生胆南星各等量,共研细末,贮瓶备用。敷灸时取上药适量,加入食醋或水调如膏状,敷于太阳穴处,胶布固定。亦可将药末撒于胶布中央敷贴穴位。

【附注说明】

(1)禁止在患处不适当的挤压,以免病菌向眶内甚至颅内扩散。

(2)平时注意眼部卫生,屈光不正者,合理纠正。

6. 近视

近视一病多由于先天遗传或不注意用眼卫生,如长期近距离使用目力及光线过暗所致。

【灸法偏方】

取穴:

太阳　阳白　四白　足三里　光明　肝俞　合谷

艾条悬起灸:对以上穴位,进行艾条悬起灸,取艾绒适量卷成香烟大小的艾炷,用温和灸为主5~10分钟,隔日或每3日灸1次。如无明显不适,每周1次或每月灸1~2次,或每月初连续灸4~8天,坚持数月或长年坚持不懈,必见成效。

核桃皮灸:白菊花40克,新核桃皮4对,装入大口瓶内,倒入500毫升温开水,盖好瓶盖放置于阴凉处,24小时后备用。空眼睛架一副,在镜架两侧接上小铁丝,以便艾灸时用,治疗时,取出半球形的核桃皮壳扣在空眼睛架上,用0.5~1寸长的艾条插在镜架的铁丝上,点燃施灸。每日1次,每次15~20分钟,7天为一疗程。

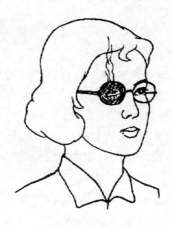

图22　隔核桃皮壳眼睛灸

【附注说明】

(1)近视眼应以预防为主。采用艾灸的同时配合自我按摩,做眼保健操疗效更好。只有养成良好的用眼习惯才能巩固疗效。

(2)读书时光线要充足,姿势要端正,眼睛与书本保持一尺左右的距离。卧床、走路、坐车时不看书;不在光线较暗或阳光直射的地方看书。课间休息时应到室外活动并且坚持做眼保健操,以使眼睫状肌得到充分的休息。

(3)加强体育锻炼,增强体质是防治近视的必要措施。

（六）保健长寿灸法偏方

保健灸法,就是无病而先施灸的方法,《医心方》称为"逆灸"。运用保健灸法,能增强身体的抗病能力和抗衰老能力,从而达到祛病延年的目的。

灸法运用于保健,已有悠久的历史。早在《灵枢·经脉》篇中就已经指出:"灸则强生肉食",说明灸法有增强食欲、促进机体生长的作用。《针灸大成》中说:"便宜急灸三里,绝骨四处,各三壮"运用灸法预防中风。《医学入门》说:"凡一年四季各熏一次,元气坚固,百病不生。"

当代的保健灸法,通过大量的临床观察和实验研究已经表明,具有调整脏腑功能,促进机体新称代谢,增加白细胞、红细胞的数量和吞噬细胞的吞噬功能,调整和提高机体的免疫机能,增强机体抗病能力的作用。

1. 常用保健穴位灸

1)足三里灸

足三里为足阳明胃之合谷,是五俞穴之一,是回阳九针穴之一,也是中老年人保健灸的名穴。具有以下作用:

(1)养生保健,延年益寿。《江间式心身锻炼法》中记载:"无病长寿法。每月必有十日灸足三里穴,寿至二百余岁。"因此,古人称足三里穴为长寿穴,称足三里之灸为长寿灸。唐代名医王焘在《外台秘要》中说:"凡人年三十以上,若不灸足三里,令人气上眼暗,所以足三里下气也。"意思是说人到了三十岁,阳气逐渐衰弱,灸足三里可以补气壮阳,否则就会出现气短,两眼昏花的衰老现象。对于素体衰弱,精力不济,易于疲劳者,通过灸足三里可以达到强壮身体,养生保健之目的。《针灸大成》等医书中也有明确记载:常灸足三里,可以调和五脏六腑,使气血宣通畅达,能有效的预防中风的发生。

(2)调和脾胃功能。足三里是胃经的合穴,具有健脾和胃,促进消化吸收,增进饮食,防治肠胃疾病的功效。

(3)补益肾精,舒通筋骨,健步强腰。对于肾之精气不足所致的头晕、耳鸣、腰膝酸软、遗精、早泄以及坐骨神经痛等均有很好的防治作用。

灸法:

(1)艾条悬起灸:点燃艾条,置于足三里上距皮肤3厘米处熏灸,如果穴位处感到温热舒适,就固定不动,每次15~20分钟,以穴位处稍红为度。隔日施灸1次,每月灸10次,或每月初一至初八(农历)连续施灸8天,效果更佳。或每月初灸1次,每隔8天1次。

(2)艾炷瘢痕灸:在足三里穴位处实行艾炷瘢痕灸,又叫化脓灸,艾炷如麦粒、黄豆或半个枣核大小,每次施灸5~7壮,是古人常用的保健灸法。《针灸大成》中记载:"若要安,三里常不干"。

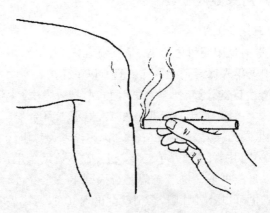

图23　足三里温和灸

2）关元灸

关元又称丹田，为一身元气之所在。穴位在脐下胞宫之上，是男子藏精，女子藏血之处。能温肾固本，补气回阳，通调冲任，理气和血。为全身养生保健，强壮体质的重要穴位，也是老年常用的保健灸穴。长期施灸可壮一身之气，使元气充足，虚损可复，故可以主治诸虚劳损。此法唯孕妇不宜使用。对于阳气不足、身体衰弱、怕冷乏力以及遗精、早泄、阳痿、腹泻等均有防治作用。

（1）艾炷隔姜灸：每次灸治 10～20 分钟，艾炷如枣核或黄豆大小。每日或隔日 1 次，或 3 日灸治 1 次，10～15 次为一疗程。

（2）温灸盒灸：每次灸 30～60 分钟，一般每周灸治 1～2 次，10 次为一疗程，疗程间隔 12 天。灸至小腹温和为度。

（3）艾条灸：每次施灸 10～20 分钟，或实按灸 4～5 次，每日或隔日 1 次，10～15 次为一疗程。

（4）温和灸：用艾条于关元穴上熏灸，每次施灸 10～20 分钟，以灸至局部皮肤红晕发热为度，每周灸治 1～2 次，秋冬季也可每日连续灸，灸十余次后停 10～20 天，然后再灸。夏季可以适当减少灸疗次数。

3）神阙灸

神阙又名脐中，属于任脉，为保健灸要穴，一向受到养生家的重视。灸此穴，具有复苏固脱、温补元阳、健运脾胃、延年益寿的功效。老年人阳气不足，真元虚惫者尤宜。神阙穴禁用化脓灸，一般用以下 6 种方法。

（1）温和灸：用艾条于神阙穴上熏灸，每次施灸 10～20 分钟，以灸至局部皮肤红晕发热为度，每日灸治 1～2 次，灸 10 余次后停 10～20 天，然后再灸。10 次为一疗程。

（2）温灸盒灸：每次灸 15～30 分钟，一般每日灸治 1～2 次，10 次为一疗程，疗程间隔 12 天。灸至小腹温和为度。

（3）艾炷隔姜灸：每次灸治 10～20 分钟，艾炷如枣核或黄豆大小。每日或隔日 1 次，每月灸 10 次。以每晚 9 时灸为好，以灸至小腹温和、舒适,灸处皮肤红晕为度。

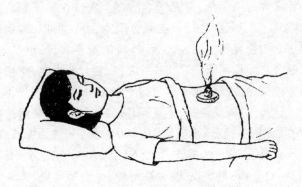

图24 神阙隔姜灸

(4)艾炷隔附子灸:将附子研末,加面粉少许调和成糊状薄饼,约0.3~0.5厘米厚,待稍干时用针扎数孔,放脐上,上置艾炷施灸,1饼灸干可以再换他饼继续施灸。每次施灸5~7壮,每周灸治1~2次,10次为一疗程。

(5)隔盐灸:先将纸浸润,铺于脐中,再将细盐填平,上置艾炷施灸,觉热或微痛时再换炷,用中等艾炷每次灸5~7壮,每日1次,连续灸至数次后,休息10余日再灸,或每周灸治1~2次。

(6)熏脐灸法:取五灵脂24克,生青盐15克,乳香、没药各3克,夜明砂微炒6克,干葱头6克,木通9克,麝香少许。上述药物共研末备用。施灸时,用水调和适量面粉,将调好的面作成一个圆团,围在肚脐周围。再将药末6克放入面圈内的脐眼里按紧。药末上面盖一张硬币大小的圆形槐树皮,然后把半个枣核或黄豆大小的艾炷放在槐树皮上点燃施灸。1岁1壮,或灸至全身出汗为止。灸1次换1次药末,每月灸1次。此法防病健身有良效。

4)三阴交灸

三阴交穴为足三阴经之交会穴,主治肝、脾、肾三脏的疾病,

216

具有健脾和胃、补益肝肾、调经血、主生殖的作用。24～25 岁左右的青年人为预防生殖系统疾病可以常灸三阴交穴。现代研究证明,三阴交穴对泌尿、生殖、消化、内分泌、心血管等多个系统皆有调整作用。

（1）艾条灸:以温和灸和雀啄灸为主,每次 20～30 分钟,以能耐受为度,每日或隔日 1 次,至少连续灸 1 个月。

（2）艾炷灸:采用瘢痕灸,艾炷如枣核或黄豆大小,每次灸 3 壮,1 次即可。也可以用不发泡灸,每次 5～10 壮,隔日或每周 1 次,连续灸 1～3 个月。

（3）温和灸:用艾条于三阴交穴上熏灸,每次施灸 10～20 分钟,以灸至局部皮肤红晕发热为度,每日灸治 1～2 次,10 次为一疗程。

（4）着肤灸:用小艾炷于三阴交穴位上点燃施灸,以灸至局部皮肤红晕发热为度,即除去艾炷,更换新的艾炷,可连续灸 3～5 壮,3 日灸 1 次,每月可灸 5 次。

5）身柱灸

身柱穴属于督脉,为小儿保健要穴,名为身柱,含有全身支柱的意思,有通阳理气,祛风退热、清心宁志、降逆止嗽的功效。《养生一言草》指出:"小儿每月灸身柱、天枢,可保无病。有虫气之小儿,可不断灸之,比药物有效。"《日用灸法》说:"身柱穴在第三胸椎下,灸治癫狂、痨瘵,小儿惊痫、疳气。习俗称为身柱灸,小儿必灸之也。出生 75 日以后灸之,如若疳疮满身,或患惊悸,虽 75 日以内亦可灸之。"常用的有身柱温和灸。身柱亦能健脑宁神,促进大脑发育,健全小儿神经系统,增强智力,宣通肺气提高机体的抗病能力,防止呼吸系统疾病的发生。

（1）艾条悬起灸:取艾绒适量卷成香烟大小的艾炷,用温和灸和雀啄灸为主 5～10 分钟,隔 1～2 日 1 次,每月 10 次。

（2）艾炷灸:将艾绒捏成半个米粒大或搓成比铅笔芯还要细的 1～2 毫米长的小艾炷,待艾炷燃尽后再换一炷,每次 1～3 壮,

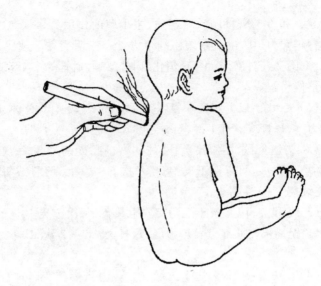

图25　身柱温和灸

隔2~3日1次,或每周1次。

(3)艾炷隔姜灸:每次灸治10~20分钟,艾炷如枣核或黄豆大小。每日或隔日1次,每月灸4~5次。

(4)灯火灸:每次1壮,隔2~3日1次,无灯芯草可以用线香、火柴代替。

(5)温和灸:用烟卷大小的艾条,每次灸5~10分钟,隔日1次,每月不超过10次。对于体质较弱、易患感冒的小儿,可配风门灸,隔日1次,灸10次后可每周灸1次,以后每月灸1~2次,可保小儿身体健康。

6)大椎灸

大椎为手足三阳经和督脉的交会穴,又称阳脉之海,总督一身之阳气,为振奋阳气,强壮保健的重要穴位。能防治各种虚损和感冒等病症。还可清脑宁神,增强智力,调节大脑功能。现代研究发现,大椎穴具有良好的消炎、退热、解痉、消除黄疸、预防流脑、流感,增加白细胞的作用。

（1）艾条悬起灸：取艾绒适量卷成香烟大小的艾炷,用温和灸和雀啄灸为主 5～10 分钟,隔 1～2 日 1 次,每月 10 次。

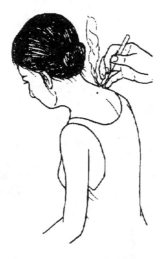

图 26　大椎温和灸

（2）艾炷灸：采用瘢痕灸,艾炷如枣核或黄豆大小,每次灸 3 壮,1 次即可。也可以用发泡或无瘢痕灸,每次 2～6 壮,隔 2 日 1 次,或每周 3 次,连续灸 1～3 个月。

7）风门穴

作用：

（1）疏风解表,宣通肺气,能防治感冒和呼吸系统疾病。体虚易患感冒者灸之效果甚佳。

（2）清热泻火。《类经图翼》中说："此穴能泻一身热气,常灸之,永无痈疽、疮疥等患。"艾灸本穴对预防疗疮疖肿、痈疽、鼻炎等有效。

（3）祛风通络,防治中风。

灸法：

（1）艾条悬起灸：取艾绒适量卷成香烟大小的艾炷，用温和灸和雀啄灸为主5～10分钟，隔1～2日1次，每月10次。此法多用于中风、高血压的防治。

（2）艾炷隔姜灸：每次灸治10～15壮，艾炷如枣核或黄豆大小，以灸至局部皮肤红晕发热为度，每日或隔日1次，每月灸4～5次。此法适用于预防流感。

（3）艾炷隔蒜灸：每次灸治5～7壮，艾炷如枣核或黄豆大小，每日或隔日1次，多用于预防疔疮疖肿、痈疽、鼻炎等有效。

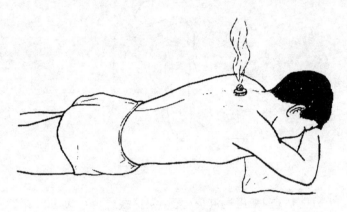

图27　风门隔姜灸

8）膏肓穴

古代常用的养生保健穴之一。《千金要方》中说："此灸法，令人阳气康盛。"即艾灸本穴使人阳气宣通，预防结核、感冒，增强体质的重要穴位。日本民间很流行灸膏肓穴、风门穴两穴，一般小儿长到十七八岁时都要灸此二穴，以提高机体的抗病能力，预防结核和感冒。

（1）艾条悬起灸：取艾绒适量卷成香烟大小的艾炷，用温和灸和雀啄灸为主5～10分钟，隔1～2日1次，每月4～5次。直至身体健康为止。

（2）艾炷灸：一般采用瘢痕灸，艾炷如枣核或黄豆大小，每次灸 3 壮，1 次即可。

（3）艾炷隔姜灸：每次灸治 5 ~ 7 壮，艾炷如枣核或黄豆大小，以灸至局部皮肤红晕发热为度，隔日或每周 1 次，每月灸 4 ~ 5 次。

9）涌泉穴

涌泉穴是肾经的第一个穴位，能滋补肾之精气，增强脏腑的机能活动，强身抗衰，为老年人保健常用穴位之一。同时也是急救的主要穴位，对于休克虚脱，血压下降，中暑等均有开窍醒脑宁神，复苏升压的作用。对恶心呕吐亦有特效，无论什么原因引起的呕吐，灸涌泉皆可立止。

（1）艾炷隔姜灸：取俯卧位，双足背贴于床面。每次灸治 5 ~ 10 壮，艾炷如枣核或黄豆大小，以灸至局部皮肤红晕发热为度，每日或隔日 1 次，10 次为一个疗程。间歇 5 ~ 7 天再灸。

（2）艾炷直接灸：取俯卧位，双足背贴于床面。每次灸 3 ~ 5 壮，艾炷如枣核或黄豆大小，灸至皮肤有灼痛感时迅速更换艾炷，谨防起疱。

10）曲池穴

古人认为曲池是"目灸"名穴。艾灸曲池，可以使眼睛明亮，视力提高，对眼睑炎，结膜炎等眼病有较好的疗效。曲池又为大肠经的合穴，能调节胃肠功能，防治腹泻、便秘等肠胃疾病。曲池穴位于肘关节处，艾灸此穴能温经散寒，舒经活络，使上肢的功能更加灵活，对肩周炎、肘关节炎、网球肘等常见疾病等亦有较好的防治作用。曲池穴的清热祛风作用也很强，是退热的主穴，用于各种炎性发热、感冒、风疹等疾病。

（1）艾条悬起灸：取艾绒适量卷成香烟大小的艾炷，用温和灸和回旋灸为主 10 ~ 15 分钟，隔 1 ~ 2 日 1 次，每月 4 ~ 5 次。直至身体健康为止。

（2）艾炷灸：采用瘢痕灸，艾炷如枣核或黄豆大小，每次灸 3

壮,1次即可。也可以用发泡灸,每次3~5壮,隔日或每周1次。

(3)艾炷隔姜灸:每次灸治5~7壮,艾炷如枣核或黄豆大小,以灸至局部皮肤红晕发热为度,每日或隔日1次,10次为一个疗程。最适用于上肢功能保健。

11)气海

气海又名上丹田,属于任脉,位于脐下,为诸气之海,是大补元气,总调下焦气机,养生保健的重要穴位。常灸此穴能培补元气,调理气机,对于真元之气不足,下焦气机失调所致的腹泻、阳痿遗精、月经不调均可调理之。

(1)艾条悬起灸:取艾绒适量卷成香烟大小的艾炷,用温和灸和雀啄灸为主灸10~20分钟,隔1~2日1次,每月4~5次。直至小腹温热皮肤潮红为止。

(2)温灸盒灸:每次灸15~30分钟,一般每日灸治1~2次,10次为一疗程,疗程间隔5~7天。灸至小腹温和为度。

(3)艾炷灸:采用瘢痕灸,艾炷如枣核或黄豆大小,每次灸3壮,1次即可。也可以用发泡灸,每次5~7壮,10次为一疗程,间隔数日再灸。

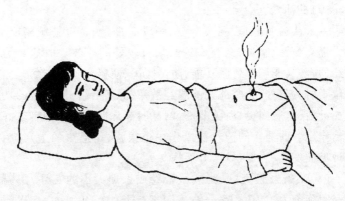

图28　气海附子灸

（4）艾炷隔姜灸：每次灸治 5～10 壮，艾炷如枣核或黄豆大小，或在大姜片上放 3～4 个麦粒大小的小艾炷，点燃灸之，共灸 15～20 壮，以灸至局部皮肤红晕发热为度，隔 1～3 天 1 次，10 次为一个疗程。

（5）艾炷隔附子灸：将附子研末，加面粉少许调和成糊状薄饼，约 0.3～0.5 厘米厚，待稍干时用针扎数孔，放脐上，上置艾炷施灸，1 饼灸干可以再换他饼继续施灸。每次施灸 3～5 壮，每周灸治 1～2 次，10 次为一疗程，间隔 5～10 日再灸。

12）中脘穴

中脘穴位于胃脘部，为胃的募穴，能调理胃肠功能，促进消化吸收，使人体的营养物质充足，气血旺盛，是重要的养生穴之一。对于胃脘不适，食欲较差，胃肠功能低下以及胃肠道疾病等均有保健作用。

（1）温灸器灸：每次灸 25～40 分钟，一般每日灸治 1 次，20 天为一疗程，疗程间隔 2～3 天，连灸 2～3 个月，寒冷季节或虚寒较重者亦可以每日灸 2 次。

（2）艾炷直接灸：每次 3～5 壮，艾炷不可过大，无瘢痕灸，隔日或 3～5 日 1 次。

（3）艾条悬起灸：取艾绒适量卷成香烟大小的艾炷，用温和灸为主 20 分钟，隔 1～2 日 1 次，连续灸 1～2 个月。

（4）艾炷隔姜灸：每次灸治 5～7 壮，艾炷如枣核或黄豆大小，共灸 15～20 壮，以灸至局部皮肤红晕发热为度，每日或隔日 1 次，胃中虚寒怕冷者尤为适宜。

13）命门穴

命门意指生命之门，是滋肾壮阳，养生保健的重要穴位。多用于肾气不足，形体虚寒者，尤以遗精、阳痿、早泄、带下、泄泻、肢冷腹寒者效果较佳。

（1）艾条悬起灸：取艾绒适量卷成香烟大小的艾炷，用温和灸为主 10～20 分钟，每日或隔日 1 次，连续灸 3～6 个月。

（2）艾炷直接灸：每次 10～15 壮，无瘢痕灸，隔日或 3～5 日 1 次。1 个月为一疗程，连灸 1～3 个疗程。

（3）艾炷隔姜灸：每次灸治 3～7 壮，艾炷如枣核或黄豆大小，以灸至局部皮肤红晕发热为度，每日或隔日 1 次，肢冷腹寒、阳气不足者首选此穴。

（4）艾炷隔附子灸：将附子研末，加面粉少许调和成糊状薄饼，约 0.3～0.5 厘米厚，待稍干时用针扎数孔，放脐上，上置艾炷施灸，1 饼灸干可以再换他饼继续施灸。每次施灸 3～5 壮，每日或隔日 1 次，连灸 1 个月。

14）合谷穴

合谷是防治头面五官疾病的重要穴位。古人云："面口合谷收"，对五官科许多疾病均有良效。合谷具有良好的镇痛作用，是治疗各种痛证的首选穴位。亦能祛风散寒解表，调节胃肠功能，实为家庭常用的养生保健康复穴之一。

（1）艾条悬起灸：取艾绒适量卷成香烟大小的艾炷，用温和灸为主 10～20 分钟，每日或隔日 1 次，连续灸 3～6 个月。

（2）艾炷直接灸：每次 3～5 壮，无瘢痕灸，隔日或 3～5 日 1 次。1 个月为一疗程，连灸 1～3 个疗程。

（3）艾炷隔姜灸：每次灸治 5～7 壮，艾炷如枣核或黄豆大小，以灸至局部皮肤红晕发热为度，每 1～3 日 1 次，脾胃虚者常用此法。

（4）艾炷隔蒜灸：用蒜泥或蒜片放上艾炷施灸，每次 3～5 壮，每日或隔日 1 次，多用于防治头面五官疾病。

15）肾俞穴

肾俞穴为肾的俞穴，肾为先天之本，精气出入的源泉。若肾气充足则人的精力充沛，行动敏捷，脑聪目明，生殖力强，消化吸收和新陈代谢都很旺盛。艾灸肾俞能补益肾精，温通元阳，强身壮腰，延缓衰老，是常用的保健方法。对于肾炎、遗精等泌尿生殖系统的疾病也有特效。

（1）艾条悬起灸：取艾绒适量卷成香烟大小的艾炷，用温和灸为主 10 ~ 20 分钟，每日或隔日 1 次，连续灸 3 ~ 6 个月，7 ~ 10 次为一疗程。

（2）艾炷直接灸：每次 3 ~ 7 壮，无瘢痕灸，隔日或 3 ~ 5 日 1 次。1 个月为一疗程，连灸 2 ~ 3 个月。

（3）艾炷隔姜灸：每次灸治 5 ~ 10 壮，艾炷如枣核或黄豆大小，以灸至局部皮肤红晕发热为度，隔日或每周灸 1 次。肾阳不足，形寒肢冷者尤为适宜。

（4）温针灸：先用针灸针针刺肾俞穴，然后将艾绒撮成团，插在针柄上，距离皮肤约 3 厘米，从接近皮肤的一端点燃，艾绒燃尽后可再灸第 2 壮。每次 1 ~ 3 壮，或灸 10 ~ 20 分钟，每日或隔日 1 次，1 个月为一疗程。

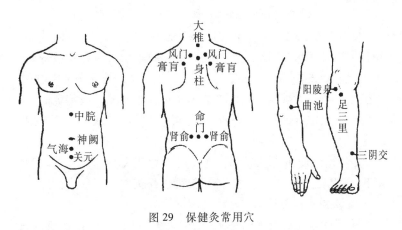

图 29　保健灸常用穴

2. 常用的保健灸法

艾灸保健是养生保健法之一。艾灸取材方便，操作简单，安全可靠，只需要由针灸医生点穴或阅读书籍按图寻穴，便可自行施灸，亦可以夫妻、祖孙互相灸，是促进家庭和睦，增强体质的好方法。元代医家窦材在《扁鹊心书》中说："保命之法,灼灸第一。"

人体具有对外界的有害刺激(如气候的骤变,空气污染,水域污染,噪音,生活节奏加快等)的防御能力,从而维持机体的内在平衡,尤其是老年人、儿童,常出现容易感冒、消化不良、心烦失眠、智力下降、体弱多病、远视、近视等。而家庭进行互相灸、自灸,能调整脏腑整体功能,促进新陈代谢,改变血液成分,增强免疫机制,达到预防感冒、调和脾胃、养心安神、调畅情志、健脑益智、补肾强身、养血明目等养生目的。

艾灸养生保健需要注意以下几点:

(1)定时施灸:生活于自然环境中的人类时刻受到自然环境改变的影响,尤其是气候的变化。故每年、每季、每月、每日的定时施灸,能及时增强机体抗病能力,适应季节气候的变化。

(2)贵在恒心:人们生病时急于求医,而平时则掉以轻心。故养生须要有耐心、恒心,贵在坚持,终身施灸,方可延年益寿。

(3)数法并灸:人体的五脏六腑互相关联,是一个相互统一的整体。当某一脏腑有病时常影响机体其他脏腑。故施灸时,可防病治病相结合,各种灸法齐上,还可以和其他保健养生方法相结合。

(4)慎防烫伤:艾绒易燃,施灸时注意艾火,谨防烧坏衣褥和皮肤,尤其是老年人和儿童,灸后要彻底压灭艾火,慎防火灾。

1)调和脾胃灸法

中医学认为脾胃是人体的"后天之本""气血生化之源",是消化、吸收、转化人体所必须的气血精微。脾胃功能正常则气血充足,身体健康;反之则气血不足,体质虚弱。本灸法能增强脾胃的运化功能,调节胃肠功能,促进营养物质的消化吸收和新陈代谢,起到养生保健的作用。本法适用于任何年龄的人,是防病保健的常用方法之一。

取穴:

足三里　脾俞　胃俞　中脘　天枢

灸法：

艾条悬起灸：对以上穴位，进行艾条悬起灸，取艾绒适量卷成香烟大小的艾炷，用温和灸为主10～20分钟，每日或隔日1次，连续灸3～6个月，7～10次为一疗程。如有消化不良，食欲不振，胃胀腹泻等症状，需每日施灸1次，连续灸至胃肠功能恢复正常为止。

艾炷隔姜灸：对以上穴位，进行隔姜灸，每次灸治5～10壮，艾炷如枣核或黄豆大小，以灸至局部皮肤红晕发热为度，隔日或每周灸1次，连续灸20～30天。畏寒怕冷，胃肠功能较差者适用于此法。

温灸器灸：对以上穴位，进行温灸器灸，将点燃的温灸盒放在以上穴位。每次灸15～20分钟，一般隔日或3日灸治1次，20天为一疗程，连灸2～3个月。有轻度腹泻、食少体瘦者适用于此法。

艾炷隔附子灸：将附子研末，加面粉少许调和成糊状薄饼，约0.3～0.5厘米厚，待稍干时用针扎数孔，放于以上穴位，上置艾炷施灸，1饼灸干可以再换他饼继续施灸。每次施灸5～7壮，每日或隔日1次，连灸1～3个月。虚寒重者尤为适宜。

艾炷隔葱灸：对以上穴位，进行艾炷隔葱灸，每次灸治5～7壮，隔日或每周灸治1次，连灸1～4个月。

艾炷隔陈皮灸：对以上穴位，进行艾炷隔陈皮灸，每次灸治5～7壮，隔日或每周灸治1次，连灸1～4个月。适用于腹胀严重者。

注意：

(1)平时饮食要有规律，不要暴饮暴食，不要挑剔偏食，少吃生冷油腻之品。

(2)每日用手在腹部轻轻按摩十余分钟，或搓脚板底数分钟，再配合以上灸法，效果更佳。

2)预防感冒法

中医学认为易患感冒、流感、咳嗽、气喘等呼吸系统疾病者,是由于肺气不足,抗御外邪侵袭的功能失调,易被外邪所伤而致。艾灸通过温热和艾绒的药理作用,刺激有关穴位,增强肺功能,提高机体抗御外邪的能力,达到防病保健的目的。

取穴:

肺俞　大椎　合谷　足三里　膻中

灸法:

艾条灸:对以上穴位,进行艾条灸,以温和灸和雀啄灸为主,每次 10 ~ 20 分钟,以局部红热舒适为度,每日或隔日 1 次,至少连续灸 1 个月。在流感好发季节,能预防流感,在感冒初起时,每日灸 1 ~ 2 次,每穴灸 20 分钟,能消除或减轻感冒症状。

温灸器灸:对以上穴位,进行温灸器灸,将点燃的温灸盒放在以上穴位。每次灸 20 ~ 30 分钟,一般隔日或 3 日灸治 1 次,20 天为一疗程,连灸 2 ~ 3 个月。以局部红热,微微出汗为好。

艾炷直接灸:平素体虚,易于感冒者,取上述穴位,用半个米粒大小的小艾炷放在穴位上,待艾炷燃尽后再放置新的艾炷,每次 1 ~ 3 壮,灸至局部皮肤红润,中央略黄,灸后无任何痛苦,皮肤不起疱,不化脓。亦可采取不发疱灸,每次每穴 3 ~ 7 壮,隔日或 3 日 1 次,连续灸 1 ~ 6 个月。

天灸:对以上穴位,进行天灸。可选用大蒜泥、姜汁泥贴敷在穴位上,每次贴敷 2 ~ 6 个小时,隔 3 日或每周 1 次,夏季三伏天敷灸效果最佳。

电热灸:用电吹风灸以上穴位,每穴每次 10 ~ 20 分钟,以全身微微出汗效果最好,隔日或每周 1 次。

灯火灸:对以上穴位,进行灯火灸,每次爆灸 1 ~ 2 次,每周 1 次,灸 1 ~ 3 个月。

注意:

(1)多参加体育活动,锻炼身体。

（2）保持室内空气新鲜,尽量避免接触有害气体。

（3）穿衣多少要适宜,不可过多或过少,根据天气变化进行适量添加或减少。

3）养心安神灸法

能补益精气,活血通脉,补养心血,改善心脏功能,镇静安神,促进睡眠,使人体的血脉充盈,心神气血调和,精力充沛,思维敏捷,是预防心系疾病,养生保健,延年益寿的常用方法之一。对各种心血管系统疾病所致的心慌、失眠、健忘等均能防治。

取穴：

内关　心俞　神门　足三里　膻中　巨阙

灸法：

艾条悬起灸:对以上穴位,进行艾条悬起灸,取艾绒适量卷成香烟大小的艾炷,用温和灸为主5～10分钟,每日或隔日1次,连续灸20～30天,间歇7～10天再灸。

艾炷直接灸:取上述穴位,用半个米粒大小的小艾炷放在穴位上,待艾炷燃尽后再放置新的艾炷,每次3～5壮,灸至局部皮肤红润,中央略黄,灸后无任何痛苦,皮肤不起疱,不化脓。亦可采取发疱灸,每次每穴3～7壮,每周或10日1次。

温灸器灸:对以上穴位,进行温灸器灸,将点燃的温灸盒放在以上穴位。每次灸15～20分钟,一般隔日灸治1次,20天为一疗程,连灸2～3个月。以局部红热为好。

艾炷隔姜灸:对以上穴位,进行隔姜灸,每次灸治3～7壮,艾炷如枣核或黄豆大小,以灸至局部皮肤红晕发热为度,隔日或每周灸1次,连续灸20～30天。

灯火灸:对以上穴位,进行灯火灸,每次爆灸1～2次,每周或隔3日灸治1次,灸1～3个月。

注意：

（1）伴有睡眠不好,梦多者宜在睡觉前施灸。

（2）注意劳逸结合,不可过于疲劳。

（3）多吃鱼、虾等高蛋白低脂肪的食物和新鲜蔬菜、水果等富含维生素 C 多的食物。

（4）保持精神愉快，避免过于紧张、兴奋、忧郁等。

4）健脑益智灸法

本法具有疏通经络，增加大脑血流量，调节大脑神经的作用，能振奋精神，消除疲劳，提高大脑的思维和记忆能力，尤其在紧张学习和工作中用此法进行自我保健，可始终保持清醒的大脑，充沛的精力。

取穴：

百会　太阳　风池　风府　大椎

配穴：

合谷　足三里

灸法：

艾条悬起灸：对以上穴位，进行艾条悬起灸，取艾绒适量卷成香烟大小的艾炷，用温和灸为主 10～15 分钟，每日或隔日 1 次，连续灸 1～3 个月，间歇 7～10 天再灸。施灸时先将穴位处的头发分开，点燃艾条对准穴位灸之。

艾炷直接灸：取上述穴位，用半个米粒大小的小艾炷放在穴位上，待艾炷燃尽后再放置新的艾炷，每穴 2～3 壮，用无瘢痕灸，灸至局部皮肤红润，中央略黄，灸后无任何痛苦，谨防烫伤或烧着头皮，3 日或每周 1 次。

电热灸：以大椎穴和风府穴为主，每次 10～15 分钟，隔日 1 次，灸 1 个月。

5）补肾强身灸法

本法重在滋补肾精肾气，具有培补元气，补养气血，平衡阴阳，调节内分泌的作用。用于小儿能促进小儿的身体发育；用之于中年人，肾之精气充盛则精力旺盛，身强体壮；老年人用之，能强壮筋骨，防止衰老，为养生保健的重要方法。对于人体的呼吸、消化、心血管、生殖泌尿、神经、内分泌等系统的许多脏腑组织器官均有调整作用。

取穴：

肾俞　太溪　关元　涌泉　三阴交　关元俞

灸法：

艾条悬起灸：对以上穴位，进行艾条悬起灸，取艾绒适量卷成香烟大小的艾炷，用温和灸为主10～20分钟，隔日或每3日灸1次，连续灸1～3个月，间歇7～10天再灸。

艾炷直接灸：取上述穴位，用半个米粒大小的小艾炷放在穴位上，待艾炷燃尽后再放置新的艾炷，每穴2～3壮，用无瘢痕灸，灸至局部皮肤红润，中央略黄，灸后无任何痛苦。每周或10日1次，连续灸2～3次。也可采用无瘢痕灸，每次每穴灸5～7壮，以局部皮肤红晕不起泡为度，隔日或3日1次，连续灸治1～3个月。

艾炷隔姜灸：对以上穴位，进行隔姜灸，每次灸治5～10壮，艾炷如枣核或黄豆大小，以灸至局部皮肤红晕发热为度，隔1～3日或每周1次，连续灸20～30天。肾虚怕冷者尤为适宜。

艾炷隔附子灸：将附子研末，加面粉少许调和成糊状薄饼，约0.3～0.5厘米厚，待稍干时用针扎数孔，放于以上穴位，上置艾炷施灸，1饼灸干可以再换他饼继续施灸。每次施灸5～10壮，隔日或每周1次，连灸1～3个月。虚寒怕冷，大便溏泻者尤为适宜。

6）眼睛保健灸法

本法重在疏通眼部的经脉气血，保护眼睛，恢复视力，养血明目，亦能防治多种眼病，任何年龄均可使用。

取穴：

光明　曲池　肝俞　合谷　太阳　阳白　四白

灸法：

艾条悬起灸：对以上穴位，进行艾条悬起灸，每穴每次灸10分钟左右，每周1～2次。

艾炷直接灸：取上述穴位，进行艾炷直接灸，每穴2～3壮，用无瘢痕灸,隔 2 ~ 3 日 1 次。

注意:

(1)面部皮肤娇嫩,血管丰富,艾灸眼部周围的穴位时,热力不可过猛,谨防烫伤。

(2)平时注意眼睛卫生,劳逸结合。

(3)配合眼保健操或眼部按摩效果更佳。

(4)长期坚持曲池灸,对保护眼睛很有利。

7)小儿保健灸法

小儿在生长发育过程中,许多脏腑的功能还不够健全,中医称之为"稚阴稚阳"之体,脏腑娇嫩,形气未充。历代医家对小儿保健都根据这一生理特点提出了许多保健方法,主要包括以下几个方面:

强身保健取身柱、天枢穴。

健脾和胃取中脘、脾俞、神阙、天枢穴。

补肺益气取风门、肺俞、身柱、大椎、膏肓穴。

健脑益智取身柱、大椎、膏肓、肾俞穴。

灸法:

根据不同的需要进行以下灸法。

艾条悬起灸:对以上穴位,进行艾条悬起灸,取艾绒适量卷成香烟大小的艾炷,用温和灸为主 5 ~ 10 分钟,隔日或每 3 日灸 1 次,连续灸 1 ~ 3 个月,间歇 7 ~ 10 天再灸。若小儿出生后体质较弱,可在出生后 3 ~ 6 个月,开始身柱灸,每周或每月 1 次,连续灸 3 ~ 6 个月。

艾炷直接灸:取上述穴位,用半个米粒大小的小艾炷放在穴位上,待艾炷燃尽后再放置新的艾炷,每穴 1 ~ 2 壮,用无瘢痕灸,灸至局部皮肤红润,中央略黄,灸后无任何痛苦。每周或 10 日 1 次。

艾炷隔姜灸:对以上穴位,进行隔姜灸,每次灸治 3 ~ 5 壮,艾炷如枣核或黄豆大小,以灸至局部皮肤微红为度,隔 1 ~ 3 日或每周灸 1 次,连续灸 1 ~ 3 个月。对不会说话的小儿要密切注意观察,谨防烫伤。要轻轻移动姜片,注意温度变化。

艾炷隔蒜灸:对以上穴位,进行隔蒜灸,每次灸治 3 ~ 5 壮,艾炷如枣核或黄豆大小,以灸至局部皮肤微红为度,隔 1 ~ 3 日或每周灸 1 次,连续灸 1 ~ 3 个月。对不会说话的小儿要密切注意观察,谨防烫伤。要轻轻移动蒜片,注意温度变化。

艾炷隔盐灸:取神阙穴,每次灸 3 ~ 10 壮,隔日或每周 1 次,每次灸 10 ~ 30 分钟。

灯火灸:对以上穴位,进行灯火灸,每穴爆灸 1 次,每周或每月 1 次。灸 3 ~ 6 个月。灸后局部保持清洁干燥,防止小儿抓挠。

线香灸:对以上穴位,进行线香灸,每穴爆灸 1 次,每周或每月 1 次。灸 3 ~ 6 个月。灸后局部保持清洁干燥,防止小儿抓挠。

葱白灸:对以上穴位,进行葱白灸,每次敷灸 2 ~ 6 个小时。小儿消化不良者最宜适用。

注意:

(1)小儿保健灸法效果极好,而且方法简单方便容易操作,小儿没有痛苦,无副作用,非常适用于家庭推广使用。

(2)小儿保健灸可根据小儿不同的具体情况进行不同的施灸方法,一般要坚持 1 ~ 6 个月,直至小儿健壮为止。

(3)小儿皮肤对温热疼痛感觉敏感度较差,加上小儿好动,不能配合,故在施灸时要格外小心,大人要将自己的手放在小儿施灸部位,以感知小儿灸温的强弱,谨防烫伤。

(4)最好在空气流通,清洁干燥的房间中进行艾灸。

8)中老年保健灸

艾灸具有滋补肝肾,益气壮阳,行气活血,舒通经络的作用,能调节血压,降低血脂,增强脏腑功能,防病保健,延缓衰老,是中老年人防病治病,延年益寿的必用之法。

取穴:

足三里和曲池配合,能调节血压,预防和治疗中风。

气海能益气固精,补肾助阳。

肺俞、风门、大椎三穴配合能够用于体弱易患感冒，或患有呼吸系统疾病者。

三阴交、肾俞、关元三穴进行配合重在健脾补肾。

灸法：

艾条悬起灸：对以上穴位，进行艾条悬起灸，取艾绒适量卷成香烟大小的艾炷，用温和灸为主10～20分钟，中午11点时灸效果最佳。隔日或每3日灸1次。如无明显不适，每周1次或每月灸1～2次，或每月初连续灸4～8天，坚持数月或长年坚持不懈，必见成效。

温灸器灸：对以上穴位，进行温灸器灸，将点燃的温灸盒放在以上穴位。每次灸20～30分钟，一般隔日或每周灸治1次，20天为一疗程，连灸2～3个月。以小腹腰背部有温热感觉为好。夏季天热时减少灸治次数；秋冬季连续施灸，1个月后停灸10天左右，然后继续施灸。

艾炷隔姜灸：对以上穴位，进行隔姜灸，每次灸治5～7壮，艾炷如枣核或黄豆大小，以灸至局部皮肤微红为度，隔1～3日或每周灸1次，连续灸1～3个月。脾肾虚寒者，灸量要大，艾炷要大些。

注意：

（1）艾灸抗衰老早有报道，效果较好。

（2）艾灸抗衰老并非一朝一夕就能奏效，必须坚持数年数月不间断，才能取得惊人的效果。

（3）在艾灸的同时，必须配合体育锻炼，饮食疗法，效果更佳。

（七）美容健美灸法偏方

灸法美容是指利用某种易燃材料和（或）某种药物，在穴位上烧灼、熏烤，借其温热性刺激，通过经络腧穴的作用，以达到治疗和保健美容的目的。施灸的原料，以艾叶或艾叶掺和药物为最

234

常用。艾叶气味芳香、易燃,用作灸料,具有温通经络、行气活血、祛湿散寒、消肿散结、防病保健和回阳救逆的作用。

灸法能美容,主要原理在于它具有以下作用:

其一:灸法能加强机体气血运行。中医认为,血得热则行,得寒则凝,气行则血行。灸法,正是给腧穴热的刺激,即给气血"加温",历代医家都认为,这对美容是很有益处的,和针法相比,灸法的这种作用较强。

其二:灸法的保健防病作用较强。中外医学家都认为,灸法能防御人体不被外邪侵袭,可以预防多种疾病。唐代《千金要方》中说,常灸身体,可预防传染病侵袭。现代科学也证明,施灸确可预防一些疾病。日本一些地方,把灸法当成健身、促进婴儿生长发育、预防疾病的重要措施,在人的一生中不间断进行,可见极其重视。

使用美容灸法,多用艾炷灸(直接灸、间接灸)和艾卷灸(主要是艾条灸)。艾条,中药店和医院均有售,购买使用均很方便。艾炷灸主要使用艾绒,如果制作不方便,可直接取用艾条中的艾绒即可。使用艾炷灸时,将纯净的艾绒放在平板上,用手搓成圆锥形状如枣核大小进行施灸。

1. 美容常用穴位及具体灸法

一般说来,凡保健强身的穴位,对养颜美容都有一定效果。当然在美容方面,古代医家也特别强调一些穴位的应用(因灸法不在面部进行,所以施灸的美容穴位也不在面部),综合起来,常用者主要有:任脉的神阙、关元、气海、中脘。督脉的命门、大椎、身柱。足太阳膀胱经的膏肓、肾俞、脾俞、胃俞。足阳明胃经的足三里。足太阴脾经的三阴交。手阳明大肠经的曲池、下廉。以上各穴位位置见前所述,在此不再赘述。

1)神阙灸

主穴:神阙

功用:益气、健脾、驻颜。

灸法:直接无瘢痕灸或艾条灸。一年四季各 1 次或按受术者年龄,每年 1 次。年龄多大灸多少壮。如用艾条灸,则应相应延长灸治的时间。

说明:灸神阙有温下焦阳气,益气固脱,补肾健脾之功效,长期使用,可使气血充盛,神采奕奕。

2)蒸脐灸

主穴:神阙

功用:开胃健脾,活血驻颜。

灸法:间接灸。

间隔药物及制法:五灵脂 24 克(生用),青盐 15 克(生用),乳香 3 克,没药 3 克,夜明砂 6 克(微炒),地鼠粪 9 克(微炒),葱头干者 6 克,木通 9 克,麝香少许,共为细末。另用少许面粉和水调和匀做成圆圈,并用槐树皮剪成小圆形。

将面粉圆圈置于穴位上,取药末放于圆圈内填满,把槐树皮放于药上,并以艾炷灸之。根据受术者年龄大小各宜,多少岁灸多少壮,不断更换药粉与槐树皮。

说明:此法录自《针灸大成》,原书要求在一年的立春、春分、立夏、夏至、立秋、秋分、立冬、冬至八个节气的某一具体时间施灸,以“合四时之正气,全天地之造化”,这样似乎太机械繁琐,且一般很难做到。实际应用时如能做到每年灸几次就可以了。

此法结合艾灸与药物的共同作用,有抵御外邪侵袭,强壮脾胃,养颜耐老的功效,比单用灸法疗效会更佳。因药粉中含有麝香,故孕妇忌用。

3)窦材灸

主穴:关元、左命关(中脘穴至左乳头连线为底边,向外侧作一等边三角形,其顶角就是此穴。)

功用:和益脾肾,悦泽面容。

灸法:将艾炷放于皮肤上面直接施灸,命关 50 壮,关元 300

壮。经常使用,至面色改变后,将施灸间隙延长。

说明:此法可以健脾壮肾,改善面部血液供应,主要用于悦泽面部颜色。凡面色无华或萎黄或晦黯者均可使用。

4)保春灸

主穴:气海、足三里

功用:补气益颜。

灸法:直接瘢痕灸或无瘢痕灸。经常使用或每年2次。

说明:此灸法主要适用于改变由于气血不足造成的精神不振、面色无华。常用此灸法,有很强的保健强身功效,这是古今医家所公认的。

5)祛邪美容灸

主穴:曲池、大椎、三阴交

功用:祛风去斑,润肤益颜。

灸法:直接灸、艾条灸均可。经常使用,不拘时间。

说明:雀斑、黧黑斑等常由风邪引起,此方曲池、大椎是防止风邪外袭和祛除风邪的效果较好的穴位。三阴交是足太阴、足少阴、足厥阴、三阴经交叉的穴位处,经常施灸,可以调节三阴经阴血,使阴阳平衡。本组穴位既能祛风以保护面部,又可以调节阴血以滋养面部,是标本兼顾的美容灸方。

6)容颜润肤灸法

主穴:颧髎、颊车、下关、阳白、足三里、关元、曲池、合谷、三阴交

功用:行气活血,消除斑点。面部穴位能疏通经络,行气活血,改善皮肤组织的营养状态,防止出现皱纹,消除黄褐色斑。全身穴位能调补肝肾,健脾和胃,益气养穴,使机体代谢功能旺盛,延缓衰老,推迟皮肤老化。

灸法:

艾条悬起灸:取以上各穴位,每次灸10～15分钟,以温和灸为主,隔日1次,灸量不宜过大,局部皮肤有微热感觉即可。隔日

或每周灸治 1 次,长期坚持,可获良效。

艾炷隔蒜灸:取以上穴位,每次每穴灸治 5~7 壮,隔日 1 次。适用于面部有粉刺、痤疮者。

温灸器灸:取关元穴,每次灸 30 分钟,隔日或每周 1 次。

2. 常用美容美发健美灸法

1)美发灸法

中医认为头发的生长润泽全赖于精血,有"肾藏精","其华在发""发为血之余"的说法。艾灸通过对有关穴位、经络的温热和药理性刺激,调整脏腑功能,滋补肝肾,补益气血,起到乌发、生发、营养润泽毛发的作用。

取穴:

足三里 太溪 关元 中脘 脾俞 肾俞 肝俞 膈俞

【灸法偏方】

艾条温和灸:每次取以上穴位,每次灸 5~15 分钟,每日 1~2 次,5~7 次为一疗程,休息 1~2 天,再继续第 2 个疗程的治疗。以局部皮肤红晕为度。亦可采用艾条雀啄灸和回旋灸。

艾炷直接灸:每次取以上穴位,以米粒大小的艾炷直接施灸,每穴 3~5 壮,每周施灸 1 次。灸后局部覆盖消毒纱布,以防感染。

【附注说明】

(1)宜广谱饮食,增强营养。

(2)配合头部按摩(两手掌放在头部,由前向后擦动 50 次,可提高疗效)。

(3)此灸法必须长期坚持,非一日之功。

2)减肥健美灸法

艾条减肥是通过艾条刺激,调理脏腑,加速皮下脂肪的代谢消耗而达到减肥的目的。

取穴:

天枢　上巨墟　三阴交　曲池　足三里　脾俞　阴陵泉
丰隆　中脘　关元

【灸法偏方】

艾条悬起灸:对以上穴位,进行艾条悬起灸,取艾绒适量卷成香烟大小的艾炷,用温和灸为主 15～30 分钟,隔日或每 3 日灸 1 次。每周 1 次或每月灸 1～2 次,或每月初连续灸 4 个疗程,坚持数月或长年坚持不懈,持之以恒,必见成效。

艾炷隔姜灸:取以上穴位,每日或隔日灸治 1 次,每次 5～7 壮,艾炷如黄豆或麦粒大,1 个月为一疗程,一疗程应间隔 3～5 天。至少灸治 4 个月。

艾炷隔蒜灸:取以上穴位,每日或隔日灸治 1 次,每次 5～7 壮,艾炷如黄豆或麦粒大,1 个月为一疗程,一疗程应间隔 3～5 天。至少灸治 4 个月。

灯火灸:取肺俞穴、关元穴,每次每穴灸 1～2 次,每周 1～2 次。

艾炷隔附子灸:将附子研末,加面粉少许调和成糊状薄饼,约 0.3～0.5 厘米厚,待稍干时用针扎数孔,放于以上穴位,上置艾炷施灸,1 饼灸干可以再换他饼继续施灸。每次施灸 5～10 壮,隔日或每周 1 次,连灸 1～3 个月。

【附注说明】

(1)配合按摩可以提高疗效。自我按摩方法,用电动按摩器或用手在关元穴上揉按,每次 40 分钟,每日 1 次。或以肚脐为中心,以 3 寸左右为半径,做圆周按摩,先顺时针按摩,后反之,各 50 周。每日 1～2 次。2～3 个月为一疗程。这对除去腹部脂肪效果较好。也可在家人间相互按摩,方法是双手放在对方的背部两侧肩胛骨之间,由上向下再由下向上,反复用手掌按推,每次 30～40 分钟,以背部烘热,微微汗出为度。

(2)适当控制饮食,减少热量的摄入。

(3)注意锻炼身体。

3) 增肥健体灸法

中医认为形体消瘦多因先天不足,久病失血,精血虚少,或脾胃损伤,饮食减少,消化吸收不良所致形体不充。艾灸能健脾开胃增进饮食,促进消化吸收,同时能补气养血,使精液气血充足,体重增加。

取穴:

足三里　中脘　关元　气海　命门　肾俞

【灸法偏方】

艾条悬起灸:对以上穴位,进行艾条悬起灸,取艾绒适量卷成香烟大小的艾炷,用温和灸为主 15～20 分钟,隔日或每 3 日灸 1 次。每周 1 次或每月灸 1～2 次,或每月初连续灸 4 个疗程,以皮肤稍起红晕为度,坚持数月或长年坚持不懈,持之以恒,必见成效。

艾炷隔姜灸:取以上穴位,每日或隔日灸治 1 次,每次 7～20 壮,艾炷如黄豆或麦粒大,1 个月为一疗程,一疗程应间隔 3～5 天。至少灸治 3～10 个月。

艾炷隔蒜灸:取以上穴位,每日或隔日灸治 1 次,每次 5～10 壮,艾炷如黄豆或麦粒大,1 个月为一疗程,一疗程应间隔 3～5 天。至少灸治 3～4 个月。

温灸盒灸:每次取以上腹、腰部穴位,每次灸 10～20 分钟,每日或每周 1 次。灸 1～4 个月。

【附注说明】

(1)增加营养,注意补充蛋白质、糖类、脂肪及绿叶蔬菜、水果等。不能偏食、挑食。

(2)如有慢性病者应及时治疗原发病。